健康ライブラリー イラスト版

膵臓の病気がわかる本

急性膵炎・慢性膵炎・膵のう胞・膵臓がん

東京医科大学消化器内科学分野主任教授
膵臓・胆道疾患センター長
糸井隆夫 監修

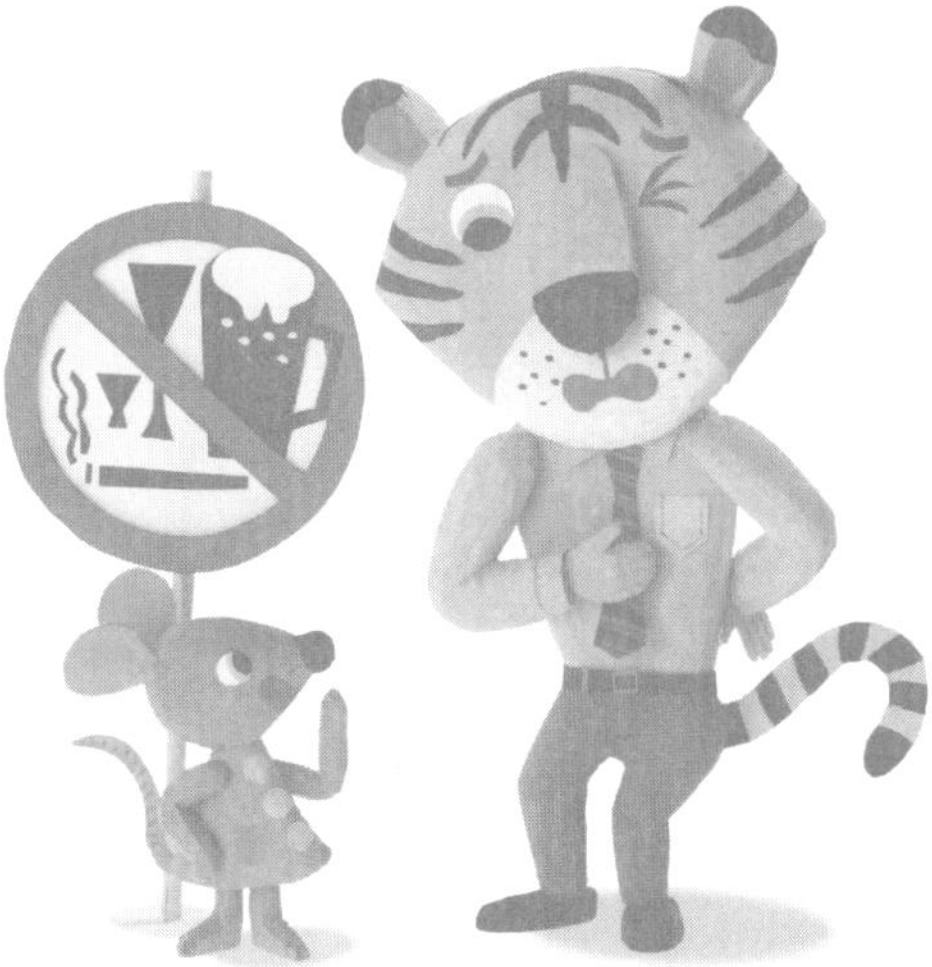

JN050661

講談社

まえがき

現代の医療の進歩にもかかわらず、いまだに膵臓《すいぞう》は〝暗黒の臓器〟とも呼ばれています。この本を手にとられたあなたは、膵臓の病気はもとより、膵臓そのものをよく知らないかもしれません。その一方で、最近では検査・診断技術の進歩により膵炎や膵臓がんとともに、膵のう胞などもたくさんみつかるようになってきました。

もし、あなたやあなたの大切な人が〝膵臓病〟といわれたら、〝膵臓の病気の最新の情報を知りたい〟と思うでしょう。しかし、残念なことに、膵臓や膵臓の病気全般に関して、最新の情報が書かれた一般向けの本は多くありません。この本は、そのような人のためにつくられた本です。

膵臓の病気は、こわいイメージがあるかもしれません。しかし、その原因の多くは、実は、お酒の飲み過ぎや脂肪の多い食事のとり過ぎです。ですから、暴飲・暴食に気をつけ、栄養バランスのとれた食事を心がけるなど、正しく対処することで、予防や改善ができるということを理解してください。

膵臓の病気のなかでも、膵臓がんはもっとも治療が難しいがんのひとつといわれています。膵臓がんにかかる人は年間四万人を超え、がん死亡原因の第四位です。最善の治療法は手術によってすべてのがんをとり除くことですが、残念ながら現在でも発見された段階で三割程度しか手術ができません。ただ、諦めないでください。驚くことに、ここ数年でこの領域は目覚ましく進歩しており、手術以外の治療により腫瘍の増悪が長期間おさえられたり、手術が難しいとされた場合でも化学療法や化学放射線療法後に根治手術ができるケースが増えています。

〝膵臓病はこわい〟といって、医師まかせにするのではなく、あなたが自ら理解し、ともに考えて治療を進めていくことが大切です。必要であれば、ほかの専門医の意見を求めるのもよいでしょう。そうすることで病気に対する理解を深め、担当医と一緒に〝治す〟ことができると思います。

本書が、読者の皆様にとって納得して治療にのぞむための一助となれば幸いです。

東京医科大学消化器内科学分野主任教授
膵臓・胆道疾患センター長
糸井 隆夫

膵臓の病気がわかる本

急性膵炎・慢性膵炎・膵のう胞・膵臓がん

もくじ

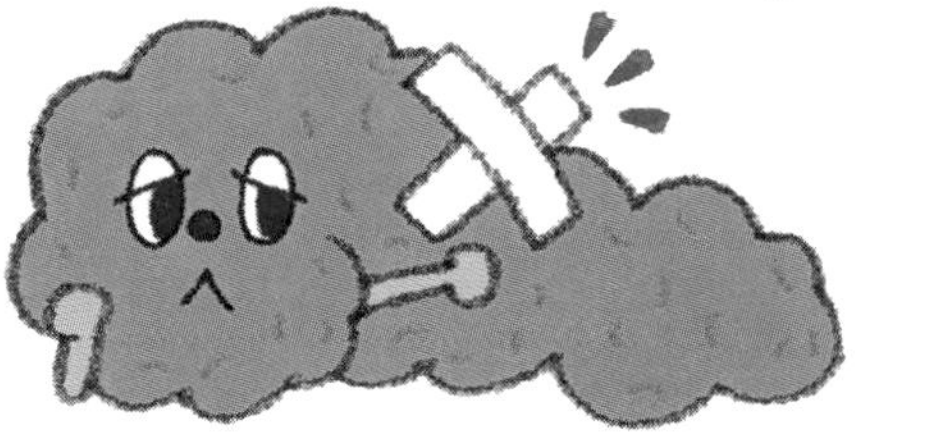

まえがき …… 1

【リスクの多い人は要注意】膵臓の病気になりやすい12のリスク …… 6

1 膵臓の働きと病気のサイン 9

【しくみと働き①】強力な消化液「膵液」をつくっている …… 10

【しくみと働き②】ホルモンをつくり、血糖値を調節している …… 12

【病気の特徴】大きく四つの病気に分類される …… 14

【サイン①】みぞおちや背中に痛みが現れる …… 16

【サイン②】発熱、黄疸、膨満感などが現れる …… 18

【受診と診察】気になる症状がみられたら消化器科へ …… 20

【検査① 血液検査】血液中の消化酵素などから膵機能を調べる …… 22

【検査② 画像検査】超音波、CT画像などから膵臓の変化をみつける …… 24

【検査③ 内視鏡検査】内視鏡で膵管の状態をより明確にとらえる……26
●コラム なぜ膵臓病はこわいといわれるの？……28

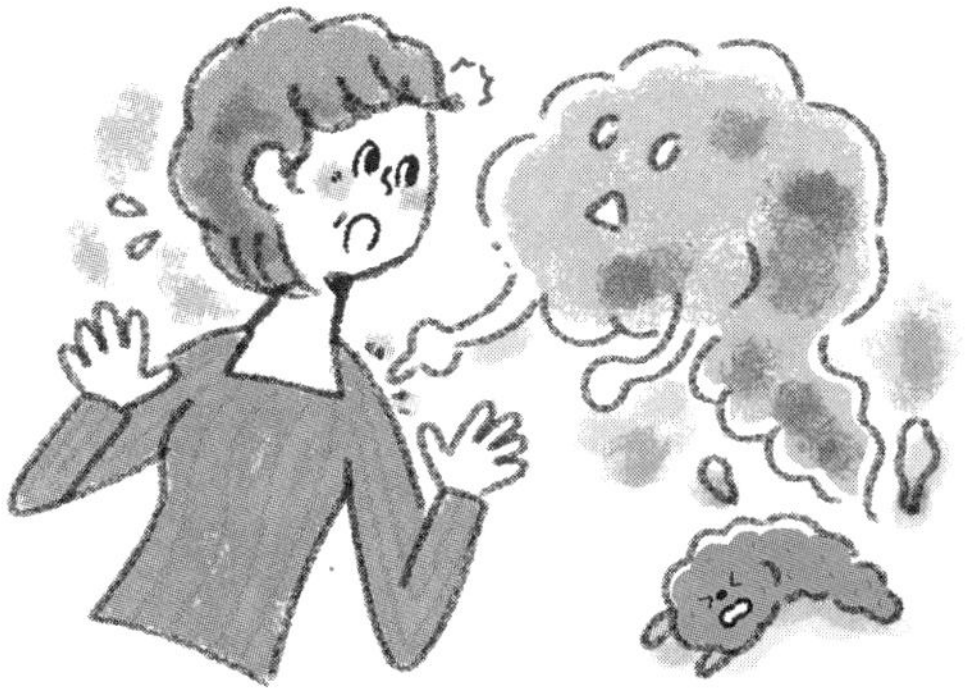

② 急性膵炎 29

【急性膵炎とは】膵液によって膵臓がとける「おなかのやけど」……30
【診断・重症度の判定】炎症が広がると命にかかわることも……32
【治療① 基本的治療・原因除去】絶食することで膵臓を休ませる……34
【治療② 重症治療・ドレナージ】炎症を鎮め、たまったうみをとり除く……36
【治療③ 回復期】膵臓を刺激しないよう、白湯からはじめる……38
【退院後の食事・生活】飲酒は再発の引き金に。膵臓にやさしい食事を……40
〈ケース〉退院後の生活で人生が変わったBさんとCさん……42

3 慢性膵炎 43

【慢性膵炎とは】炎症をくり返すことで膵臓が衰えていく……44
【診断と病期】画像検査や膵機能検査などから診断する……46
【治療方針】代償期、非代償期に応じた対処が必要……48
【基本的生活療法】断酒は絶対。飲酒習慣は寿命を縮める……50
【代償期の治療①】痛みを抑え、炎症を鎮めて膵臓を守る……52
【代償期の治療②】痛みの原因となる結石をとり除く……54
【代償期の治療③】大きな結石はくだき、膵管のつまりは広げる……56
【非代償期の治療・膵性糖尿病】低血糖に注意して血糖値をコントロールする……58
〈ケース〉症状を軽くとらえ、合併症を発症したEさん……60

4 膵のう胞 61

〈ケース〉小さなのう胞がみつかったFさん、Gさん……62
【のう胞とは】膵臓にできる液体の入った袋状の病変……64
【のう胞の治療】種類や性質を見極めて対処する……66
●コラム さまざまな顔をもつIPMN……68

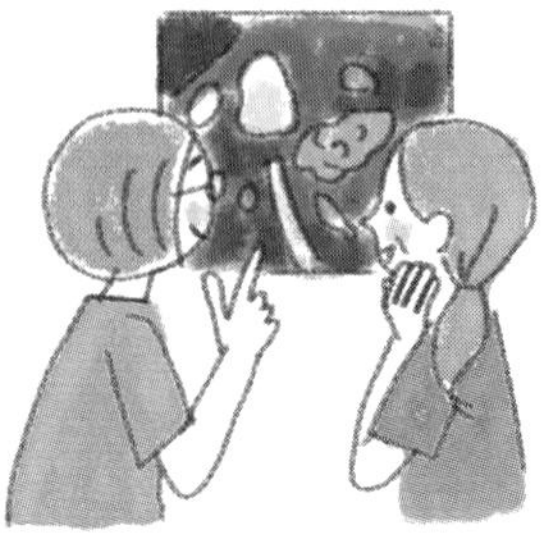

5 膵臓がん 69

【膵臓にできる腫瘍】進行するまで症状が現れにくい……70
【神経内分泌腫瘍】ホルモンをつくり出す細胞ががん化する……72
【診断・病期】がんの大きさと広がりで病期を判定する……74
【標準治療】ステージに対応した治療方針がたてられる……76
【治療法の選択】医師まかせにせず、病気としっかり向き合う……78
【セカンド・オピニオン】情報を集め、納得したうえで治療にのぞむ……80
【苦痛への対処・緩和ケア】早期からはじめることで自分らしくいられる……82
【切除手術】できた場所によって切除範囲は異なる……84
【化学療法① 一次治療】抗がん剤でがん細胞を攻撃する……86
【化学療法② 二次治療】第二の抗がん剤で効果を高める……88
【化学放射線療法】抗がん剤＋放射線でがんの増殖を抑える……90
【最新医療】新しい技術を使ったがん治療に期待……92
【退院後の生活】食べたいものを少量ずつ分けて食べる……94
【在宅医療】自宅での療養生活をサポートする医療……96
●コラム ひとりで悩まずに相談機関を利用しよう……98

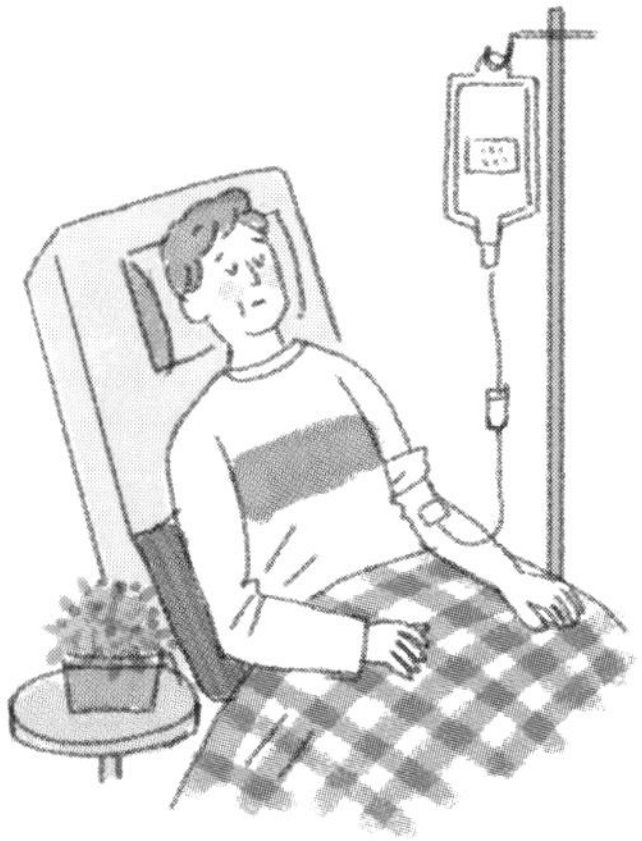

◆リスクの多い人は要注意◆

膵臓の病気になりやすい 12のリスク

乱れた生活習慣などの積み重ねは、膵臓病の発症や悪化につながります。
膵臓は疲弊していても、なかなか症状が現れないので要注意。
あてはまるリスクをチェックしてみましょう。

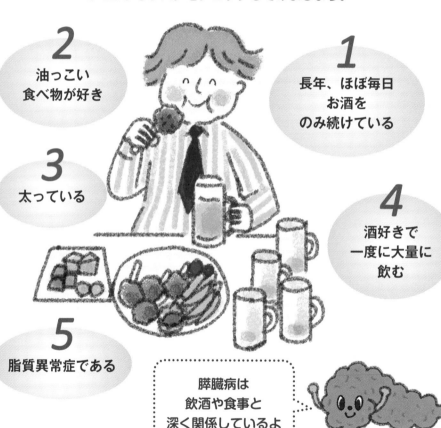

1
長年、ほぼ毎日お酒をのみ続けている

2
油っこい食べ物が好き

3
太っている

4
酒好きで一度に大量に飲む

5
脂質異常症である

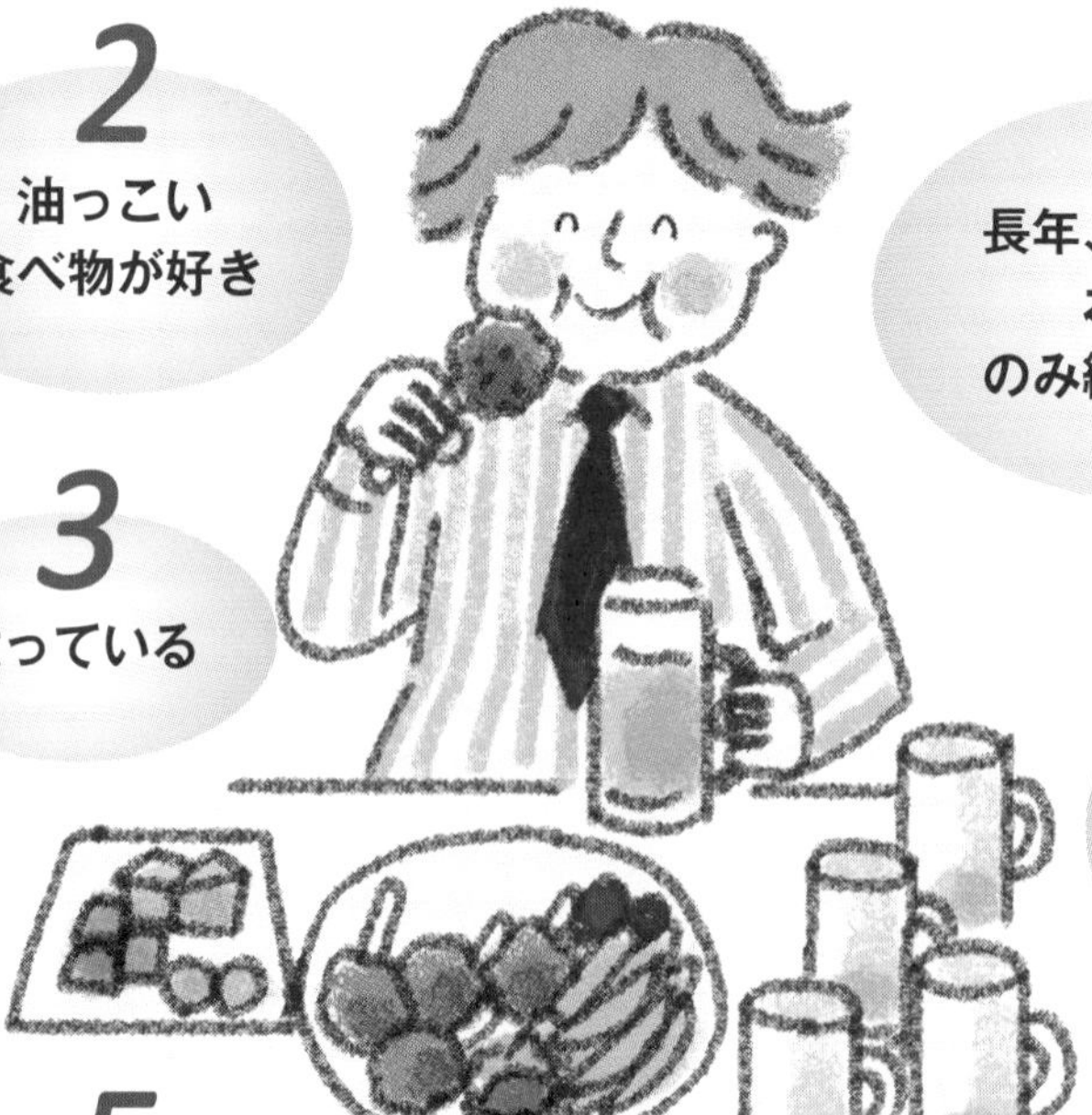

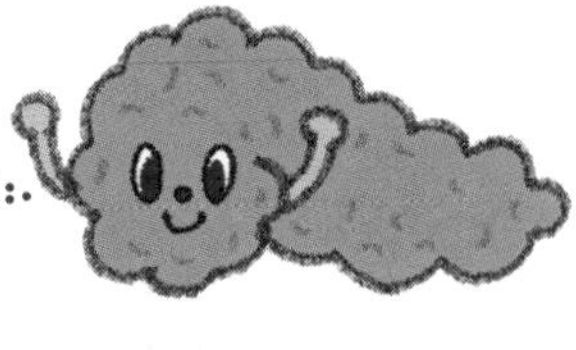

6
仕事や人間関係でストレスを抱えている

7
運動不足である

8
不規則な食事をしている

9
たばこを吸っている

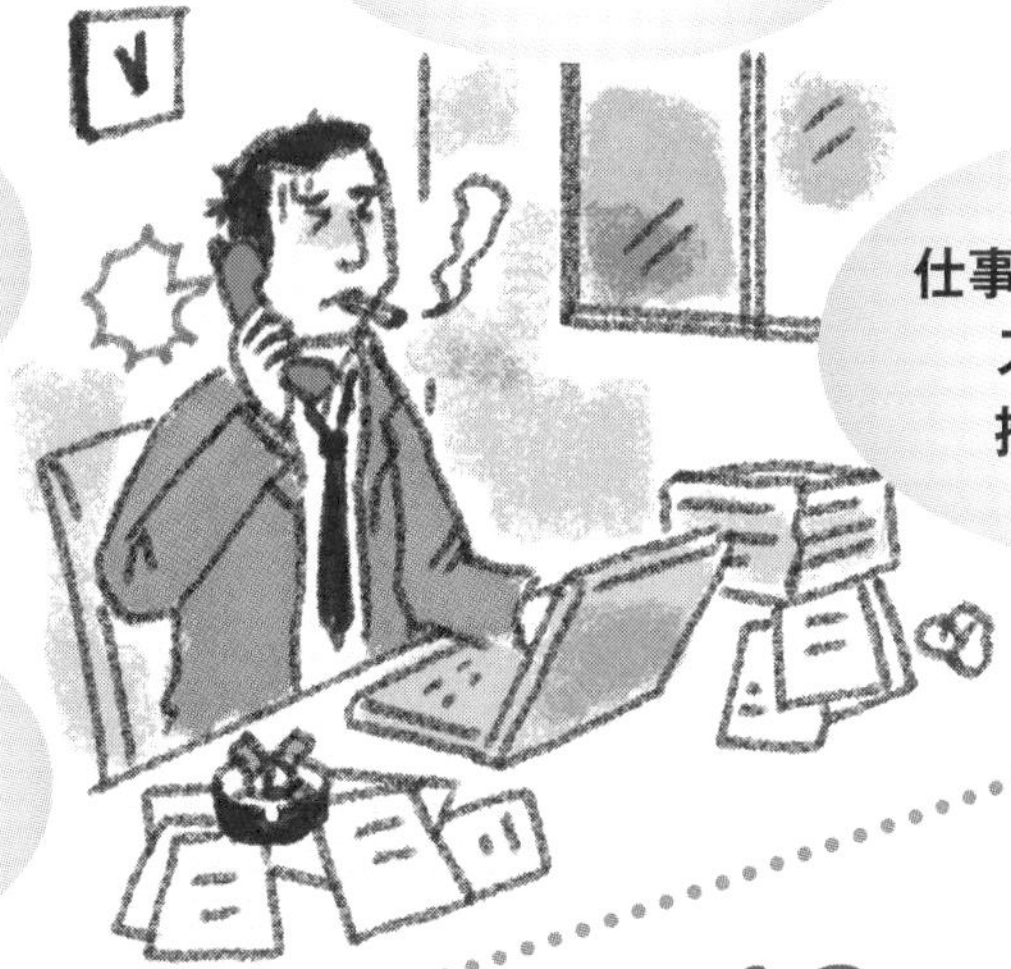

10
胆石がみつかった

11
糖尿病である

12
家族に膵臓病の人がいる

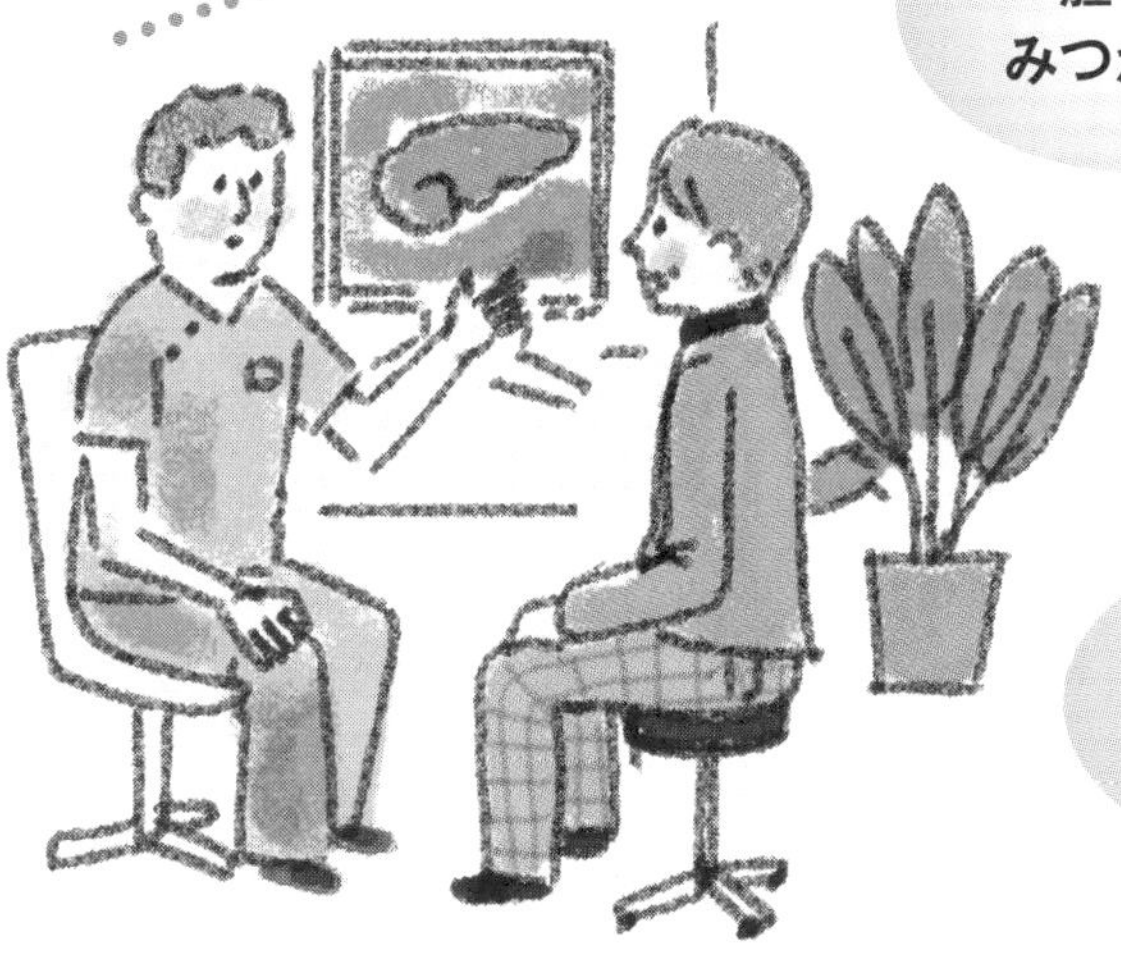

それぞれのリスクが膵臓に与える影響は？ 次のページへ

リスクが多いほど、膵臓にかかる負担が大きくなる

一つひとつのリスクが膵臓にダメージを与え、膵臓病を発症する要因に。
できるものから改善し、膵臓にやさしい生活を心がけましょう。

1 長年の飲酒

アルコールは、膵臓にとって大敵。長年の飲酒で膵臓への負担が蓄積されている。膵炎や膵臓がんを発症しやすいので要注意

2 油っこい食事

膵臓には脂肪を分解する働きがある。油っこい食事は膵臓を疲弊させる原因に。膵炎や膵臓がんの予防には和食中心の食事を心がける

3 肥満体型

肥満があると、膵臓がんのリスクが高くなる。また、脂質異常症や糖尿病になりやすく、膵臓に負担をかけることに

4 大量飲酒

大量のアルコールは、膵臓を刺激してダメージを与える。炎症により膵臓がとけてしまうことも。とくに急性膵炎の原因になりやすい

5 脂質異常症

脂質異常症の人は、胆石ができやすい。胆石がつまると、激しい腹痛におそわれる。膵炎の原因になりやすいので要注意

6 ストレス

自律神経のバランスが崩れると、膵機能に悪影響を及ぼす。膵臓がんや膵炎の発症にかかわっているため、心身ともに十分な休息を心がける

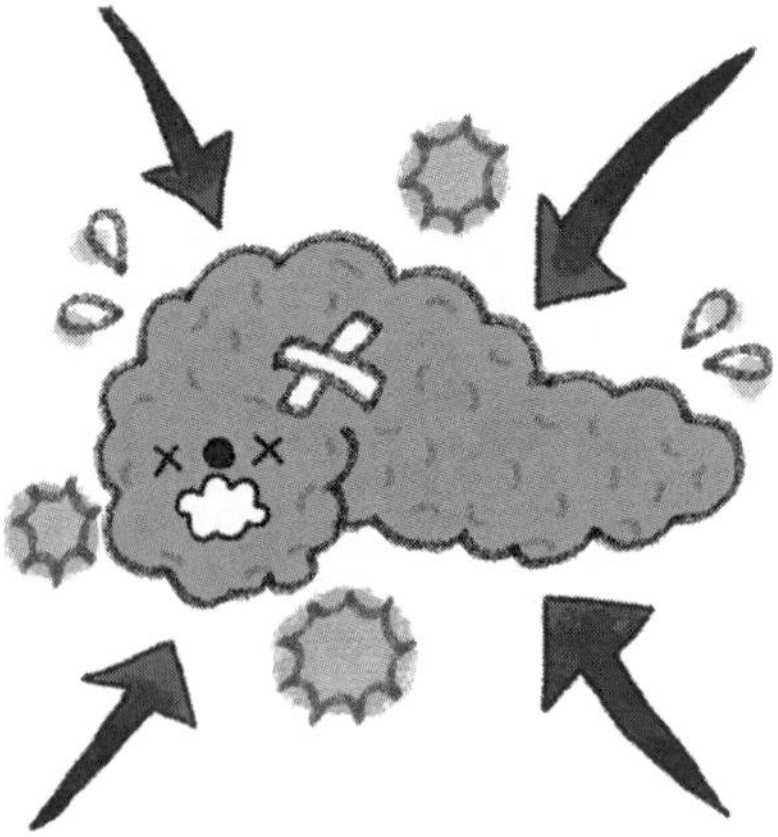

膵臓病は症状が現れにくく発見が遅れるものや、症状が出ていてもほかの病気と間違われるものもある。もっとも大切なのは、リスクを減らし、病気を未然に防ぐこと

7 運動不足

運動不足は、肥満、糖尿病、脂質異常症のどれにも深くかかわっていて、膵臓にもその影響が及ぶ。予防には運動の習慣が大切

8 不規則な食事

ホルモンや消化液の分泌に追われ、膵臓が疲弊してしまう。膵炎、膵臓がん予防には、規則正しい食事がすすめられる

9 喫煙

喫煙は、膵臓がんのリスクを約2倍に高める。また、慢性膵炎の発症や進行を早めることもわかっている

10 胆石症

胆石症は、胆汁の成分が固まる病気で、膵炎の発症や進行に悪影響を及ぼす。胆石症の人は定期的な経過観察と食生活の改善を

11 糖尿病

膵臓には血糖値を調節する働きがある。糖尿病があると膵臓に負担をかけるうえ、膵臓がんのリスクも高くなる

12 膵臓病の家系

家族に膵臓病の人がいると、膵臓病のリスクが高いことがわかっている。膵炎、膵臓がんのほか、胆石症にも注意が必要

1

膵臓の働きと病気のサイン

膵臓は体の奥深くにある目立たない臓器です。
そのため、症状が出ていても
膵臓の病気と気づかれないことが多いようです。
あまり知られていない膵臓の働きを理解するとともに、
特徴的な病気のサインについても知っておきましょう。

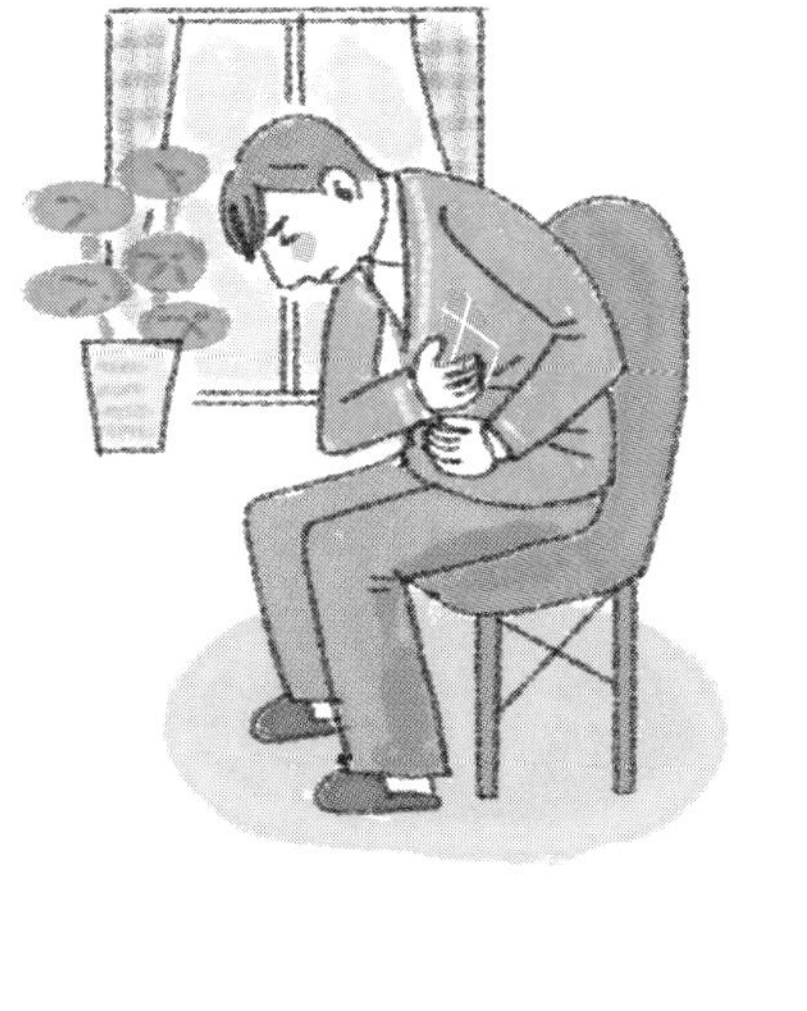

しくみと働き①

強力な消化液「膵液」をつくっている

膵臓は体の奥深くに位置している小さな臓器ですが、実はたいへんな働き者です。膵臓の重要な働きのひとつが「膵液」の分泌です。強力な消化酵素によって、食べ物の消化を促します。

膵臓は胃の裏に隠れた小さな臓器

膵臓は長さ15cm、幅３cm、厚さ２cmほどの細長い臓器です。膵臓のまわりにある、肝臓や胆のう、十二指腸と連携して働いています。

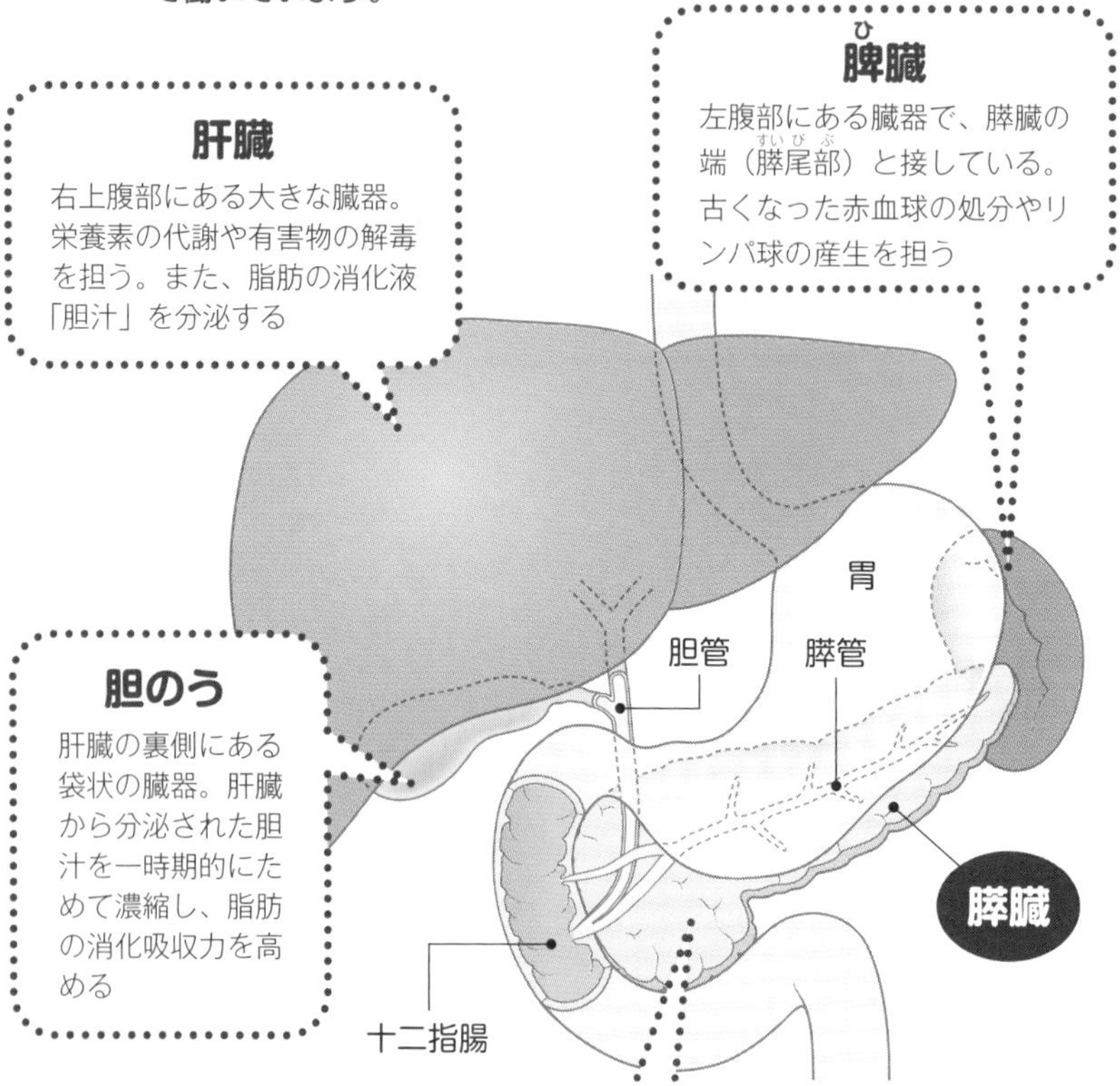

脾《ひ》臓
左腹部にある臓器で、膵臓の端（膵尾部《すいびぶ》）と接している。古くなった赤血球の処分やリンパ球の産生を担う
肝臓
右上腹部にある大きな臓器。栄養素の代謝や有害物の解毒を担う。また、脂肪の消化液「胆汁」を分泌する
胃
胆管
膵管
膵臓
胆のう
肝臓の裏側にある袋状の臓器。肝臓から分泌された胆汁を一時期的にためて濃縮し、脂肪の消化吸収力を高める
十二指腸

膵臓がもつ２つの働き

膵臓は、内分泌機能と外分泌機能の２つの働きをもっている

〈内分泌機能〉
ホルモンを分泌する

ホルモンをつくり、血液中に直接分泌する機能のこと。膵臓は、血糖値を調整するホルモンを分泌している

〈外分泌機能〉
消化液を分泌する

消化液をつくり、分泌する機能。膵臓は腺房《せんぽう》細胞で膵液をつくり、膵管を介して十二指腸に分泌する

外分泌機能

食べ物の刺激によって膵液が分泌される

食べ物が胃から十二指腸に送り込まれると、その刺激によって、膵臓から膵液が分泌されます。1日の膵液の分泌量は約800～1000mLです。

1 唾《だ》液・胃酸で消化された食べ物が運ばれる

↓

2 十二指腸を通過する刺激で膵液が分泌され、食べ物と混ざる

↓

3 膵液の消化酵素でさらに分解される

↓

4 小腸で栄養が吸収される

膵液をつくる腺房細胞

膵臓の腺房細胞でつくられた膵液は、主膵管に集められ、十二指腸へ流れ込む

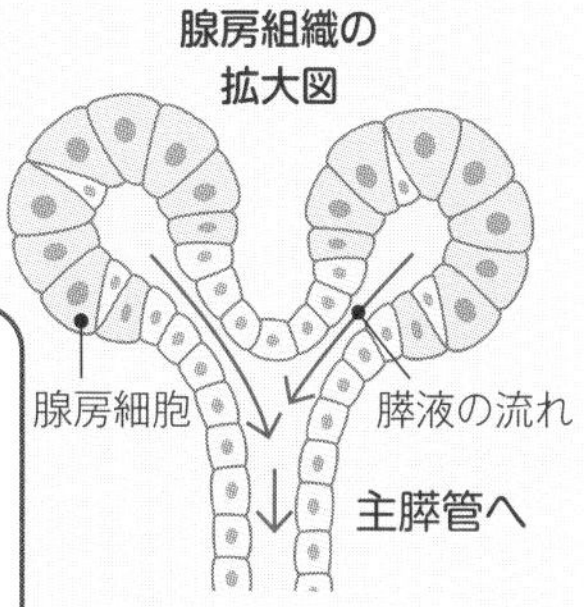

膵液に含まれる消化酵素（膵酵素）

・アミラーゼ　・リパーゼ
・トリプシン

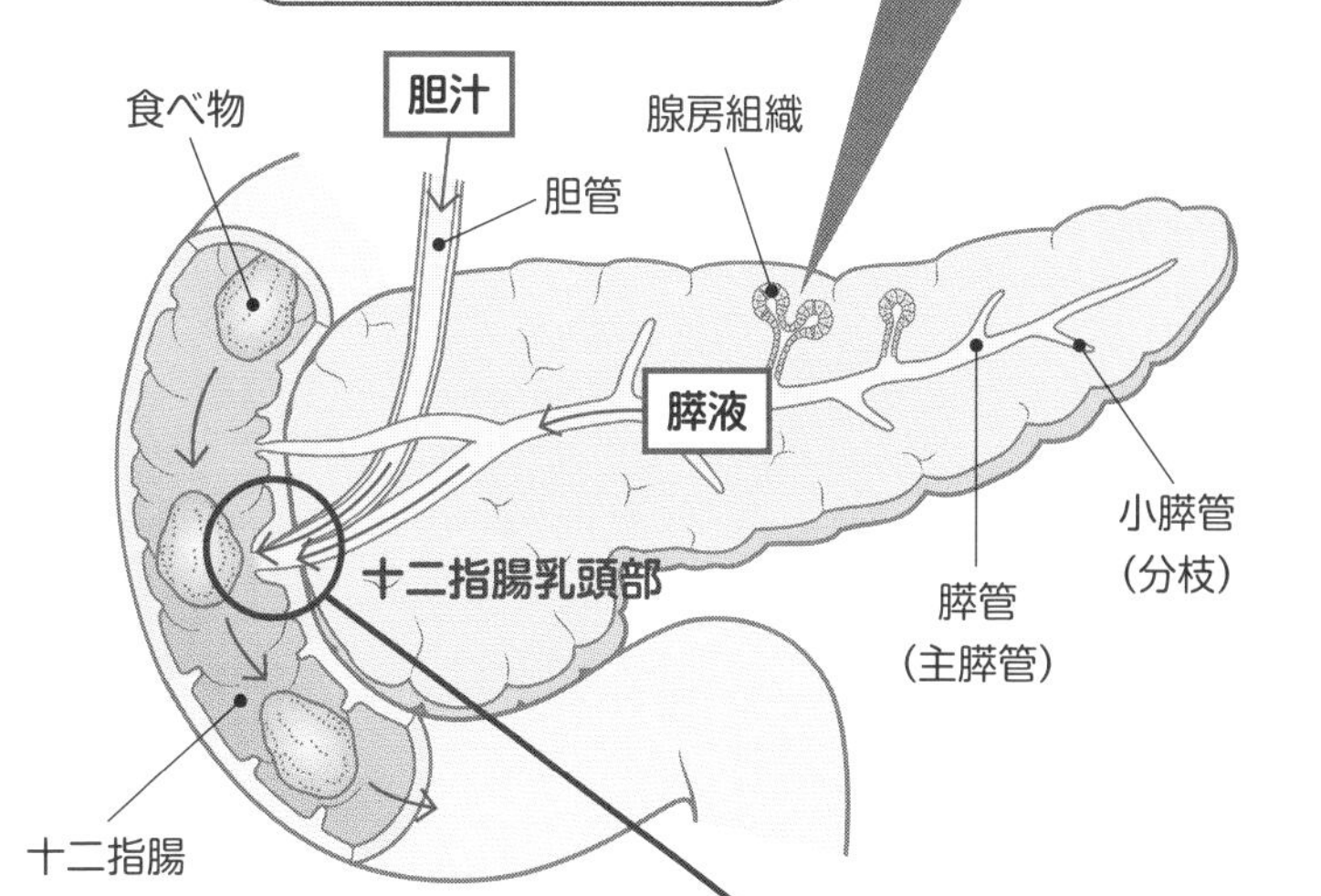

強力な消化液で食べ物を分解している

膵液には脂肪を分解するリパーゼ、主にたんぱく質を分解するトリプシン、糖質を分解するアミラーゼという三つの消化酵素が含まれています。膵液は十二指腸に流れ込むと活性化し、食べ物を吸収可能な形にまで強力に分解します。いわば消化の最後の仕上げをするのが、膵液なのです。

弱アルカリ性の膵液には、胃酸の影響で酸性になった食べ物を、中和する働きもあります。酸に弱い十二指腸を守り、消化酵素が働きやすい環境をつくっています。

膵液、胆汁、十二指腸液が混ざる交差点

十二指腸乳頭《にゅうとう》部は、膵管と胆管が合流し、十二指腸につながる部分。膵酵素のひとつであるトリプシンは膵臓内では非活性状態だが、ここで胆汁や十二指腸液と混ざると活性化する

しくみと働き②

ホルモンをつくり、血糖値を調節している

膵臓のもうひとつの重要な働きがホルモンの分泌です。ごくわずかな量ながら、血液にのって全身をめぐり、血糖値をコントロールするという大きな役割を果たしています。

三つのホルモンが血糖値のコントロールに欠かせない

膵臓から分泌されているのは、血液中のブドウ糖（血糖値）を調節するホルモンです。そもそもブドウ糖とは、食事からとり込んだ糖質が分解されたもので、全身の細胞の大事なエネルギー源となります。血糖は増えすぎても少なすぎても、体に悪影響を及ぼします。そのため、血糖値は、ホルモンによって、一定範囲内に調節されているのです。

血糖調節ホルモンとしてよく知られているのが、インスリンでしょう。食後、血糖値が高くなると、すばやく膵臓から分泌されて、肝臓や細胞への血糖のとり込みを促し、血糖値を下げます。

インスリンと正反対の働きをするのがグルカゴン。血糖値が一定値よりも低くなると分泌されます。肝臓に蓄えられたグリコーゲンからブドウ糖をつくって血液中に放出することで、血糖値を上げるよう働きます。さらに、ソマトスタチンは、インスリンやグルカゴンに間接的に働きかけ、血糖値を調節する働きをもっています。

膵臓病と糖尿病は影響しあう深い関係

膵臓には、血糖値を調節するホルモンを分泌する働きがあることから、膵臓病と糖尿病は、互いに影響しあう深い関係にあります。たとえば、膵炎や膵臓がんなどで、膵臓の組織が障害されると、インスリンの分泌が減ります。その結果、起こるのが「膵性糖尿病」です（→P58）。

一方で、糖尿病の人は、糖尿病でない人と比較して膵臓がんを発症する可能性が高いことが知られています。詳しいメカニズムは不明ですが、急に糖尿病を発症したり、血糖コントロールが悪化したりした場合は、膵臓がんの可能性が考えられます。

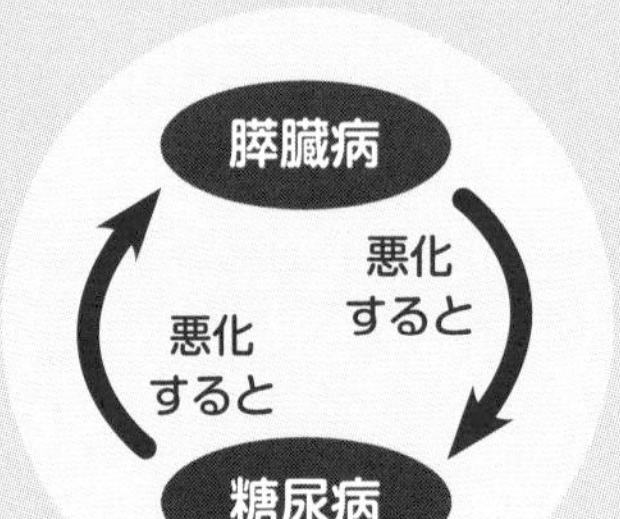

内分泌機能

血糖値を調節するホルモンと作用のしくみ

ホルモンをつくるのは、膵臓内に点在するランゲルハンス島という組織です。血液中に分泌されたホルモンは、全身の細胞に運ばれます。

ランゲルハンス島の構造

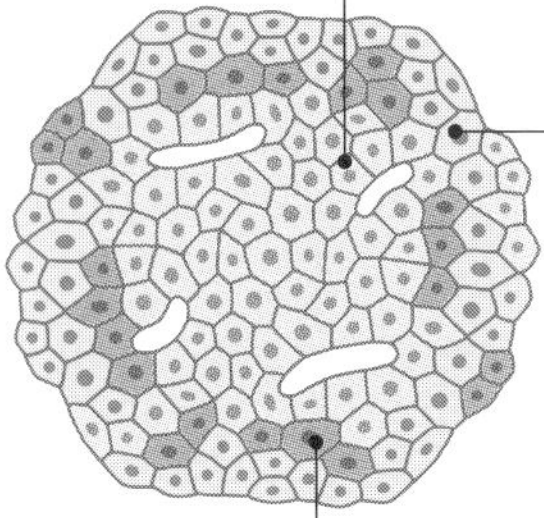

〈B(β《ベータ》)細胞〉→インスリン

血糖値が上昇したときに分泌される。血液中のブドウ糖を細胞にとり込ませる働きがあり、血糖値を下げる

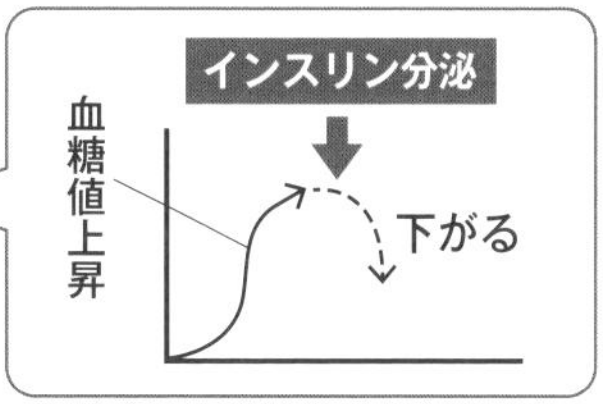

〈A(α《アルファ》)細胞〉→グルカゴン

血糖値が一定範囲を超えて下がったときに分泌される。肝臓にあるグリコーゲンをブドウ糖に分解することで血糖値を上げる

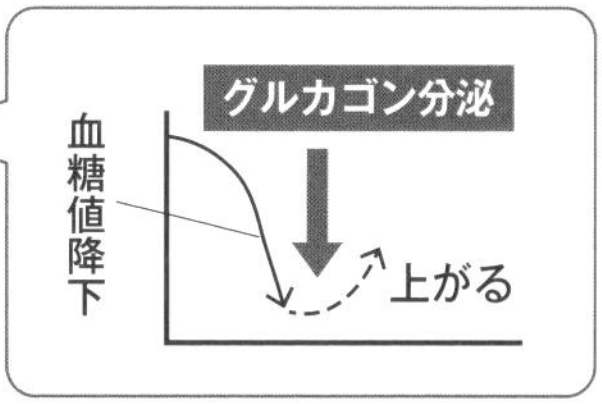

〈D(δ《デルタ》)細胞〉→ソマトスタチン

インスリンやグルカゴンの分泌を抑える働きをもっている。ソマトスタチンによって、血糖値のバランスが保たれている

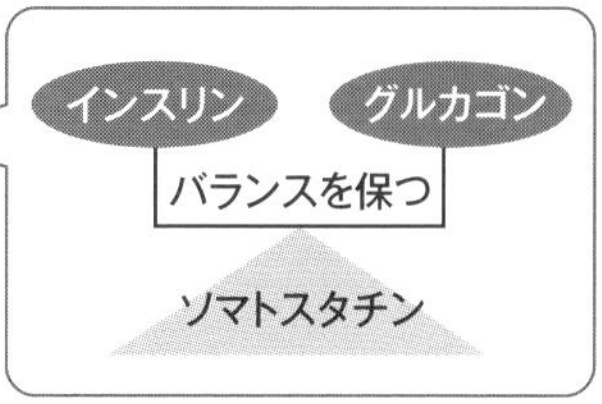

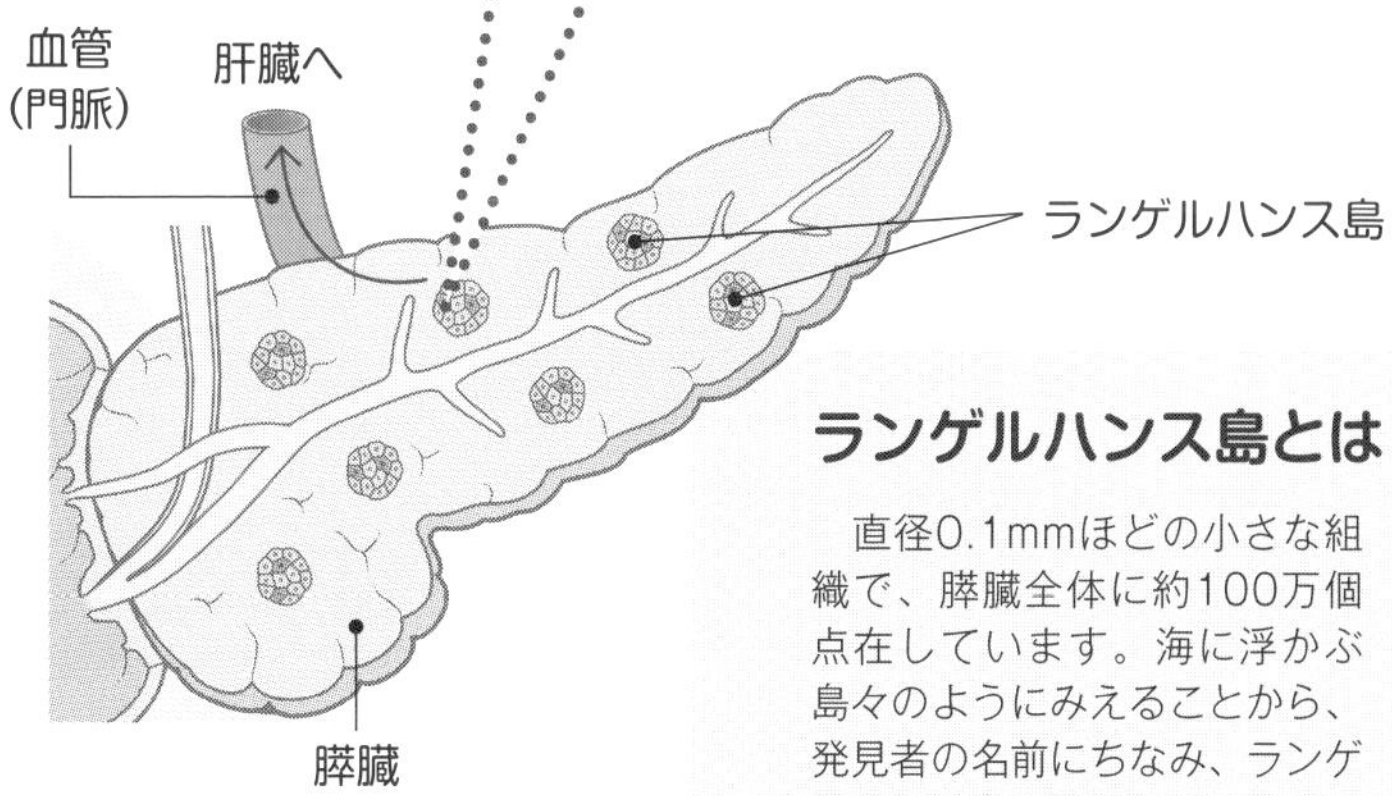

門脈《もんみゃく》から肝臓へ

膵臓から分泌されたインスリンは門脈という血管を介して、まず肝臓に運ばれます。肝臓で血液中のブドウ糖をグリコーゲンとして蓄えたあと、残りのブドウ糖とともに血液にのって全身をめぐります。

ランゲルハンス島とは

直径0.1mmほどの小さな組織で、膵臓全体に約100万個点在しています。海に浮かぶ島々のようにみえることから、発見者の名前にちなみ、ランゲルハンス島と呼ばれています。

病気の特徴

大きく四つの病気に分類される

膵臓の病気は、食生活の変化などを背景に増加傾向にあります。さまざまな病気がありますが、注目される膵臓の病気は、急性膵炎、慢性膵炎、膵のう胞、膵臓がんの四つです。

原因が食習慣にあるものが多い

膵臓病の代表は、膵臓に炎症が起こる「急性膵炎」や「慢性膵炎」、そして「膵臓がん」です。最近は、健康診断などで「膵のう胞」がみつかるケースも多くみられます。

いわゆる生活習慣病としては、高血圧や糖尿病がよく知られていますが、実は膵臓病の発症にも生活習慣が深くかかわっています。

ここ数十年間で日本人の食生活は欧米化し、油っこい食事をとることが多くなりました。また、不規則な生活のなかで、飲酒量も増えています。近年、膵臓病が増加しているのは、こうした生活の変化が一因だと考えられています。

膵臓病が増えている

急性膵炎の患者数は約20年前に比べて、3倍以上に増加し、慢性膵炎の発病率は12年間で2倍以上に。膵臓がんの死亡率も上昇を続けています。

急性膵炎の年間患者数（推定）

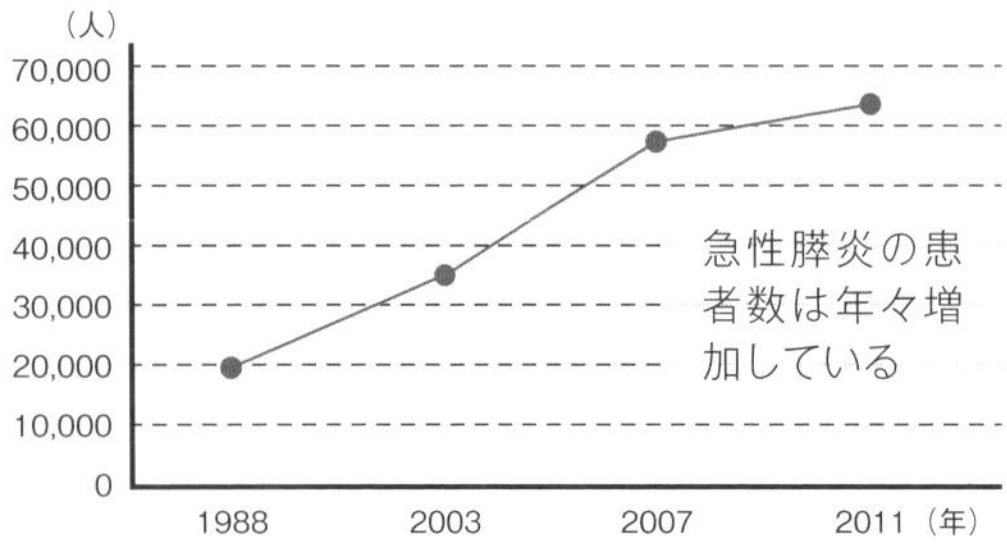

（『急性膵炎診療ガイドライン2015［第4版］』急性膵炎診療ガイドライン2015改訂出版委員会ほか編 金原出版より）

慢性膵炎の有病率と発病率

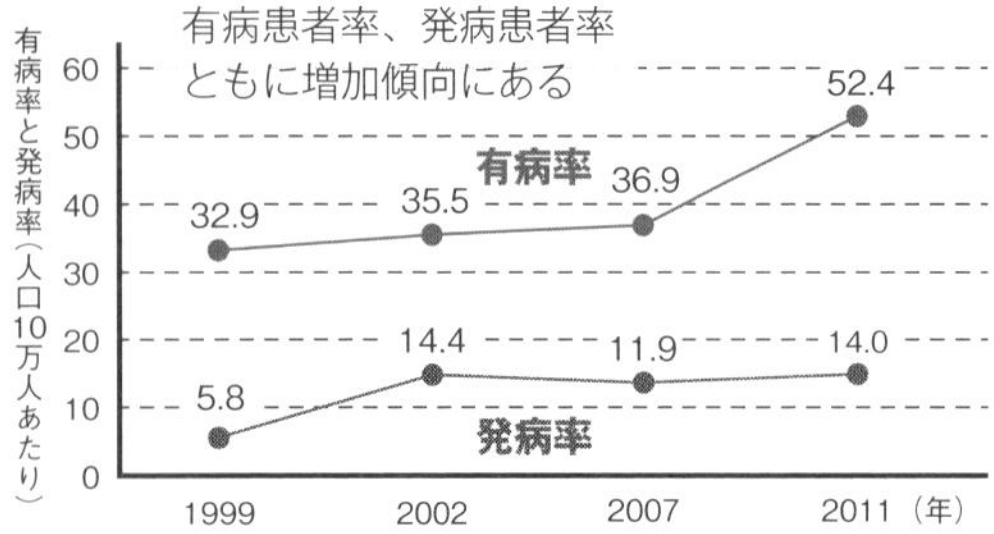

（「患者さんとご家族のための慢性膵炎ガイド」日本消化器病学会ホームページより）

膵臓がんの増加

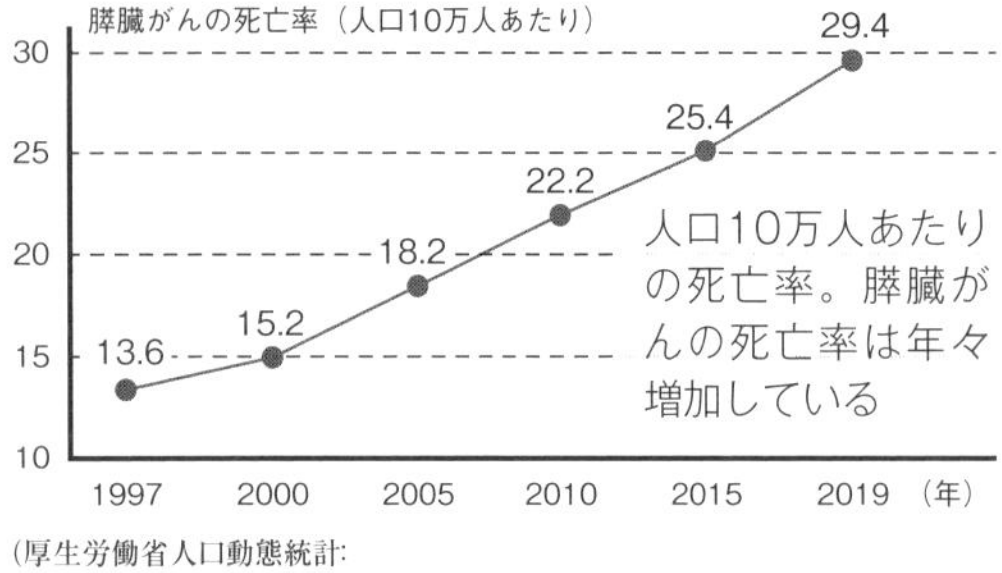

（厚生労働省人口動態統計：死因簡単分類別にみた死亡率〈人口10万対〉より作成）

4つの膵臓病の特徴

急性膵炎と慢性膵炎は程度の差はあれ、症状が現れますが、膵のう胞は基本、無症状です。膵臓がんも進行するまで症状は現れにくい特徴があります。

慢性膵炎

➡ P43

特徴

じわじわと炎症が進み膵臓の機能がダメージを受ける

慢性的な炎症で膵臓の組織が少しずつ破壊される病気で、痛みの程度や症状はさまざま。やがては膵機能が失われ、糖尿病や消化吸収障害を引き起こす

男女別原因 TOP3

男性	女性
1.アルコール性	1.原因不明
2.原因不明	2.その他（胆石性など）
3.その他（胆石性など）	3.アルコール性

（『膵臓 27: 106～112. 2012』日本膵臓学会「アルコール性膵炎実態調査」より）

急性膵炎

➡ P29

特徴

激痛に襲われ、重症化すると命の危険も

膵液中の消化酵素によって、膵臓自身が消化されてしまう病気。おなかや背中に激しい痛みが現れる。炎症が全身に広がると、命にもかかわる

男女別原因 TOP3

男性	女性
1.アルコール性	1.胆石性
2.胆石性	2.その他
3.その他	3.アルコール性

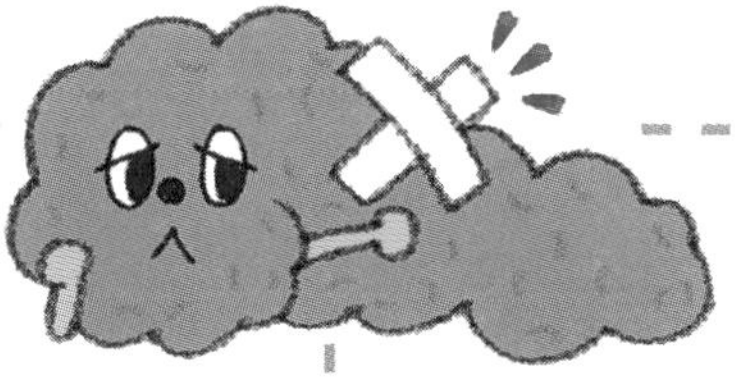

膵臓がん

➡ P69

特徴

進行するまで症状が現れにくい

膵臓に発生する悪性腫瘍で、まわりに広がりやすく、転移しやすいのが特徴。がんが大きくなると、不快な腹痛、黄疸《おうだん》、急性膵炎、糖尿病などが現れてくる

リスクファクター

- 喫煙
- 肥満
- 大量飲酒
- 糖尿病
- 慢性膵炎
- 膵臓がんの家族歴

膵のう胞

➡ P61

特徴

健康診断でみつかりやすく、良性のものが多い

液体や粘液で満たされた袋状の病変を「のう胞」といい、膵臓やその周囲にできるものを膵のう胞という。膵炎に伴ってできるものや腫瘍細胞が形成するものなど多くの種類があり、その性質も良性から悪性までさまざま

サイン①

みぞおちや背中に痛みが現れる

膵臓病のサインとして、まずあげられるのが痛みです。膵臓が位置する、みぞおちから背中に現れることが多いです。痛みがおさまっても油断は禁物。必ず受診して原因を確かめましょう。

膵臓病でみられる特徴的な痛み

多くは、みぞおちの痛みか背中の痛みのどちらかが現れます。多量の飲酒や油っこい食事のあとに激痛が起こる人もいれば、体調がすぐれないときに鈍痛をくり返す人もいます。

みぞおちの痛み

みぞおちの痛みは、主に膵頭部（膵臓の膨らんでいる部分）に急激な炎症が起こっているサイン。動けないほどの激痛もあれば、重苦しい鈍痛のこともある

激しく痛む、嘔吐や意識混濁を伴うことも

突然、激しい痛みに襲われる。吐き気を生じて実際に吐いたり、呼吸が苦しくなったり、意識がもうろうとすることもある。緊急治療を要する危険なサイン

➡急性膵炎、慢性膵炎の疑い

腹痛をくり返す

慢性膵炎の初期には、激しい痛みが現れたり、おさまったりすることをくり返す

➡慢性膵炎の疑い

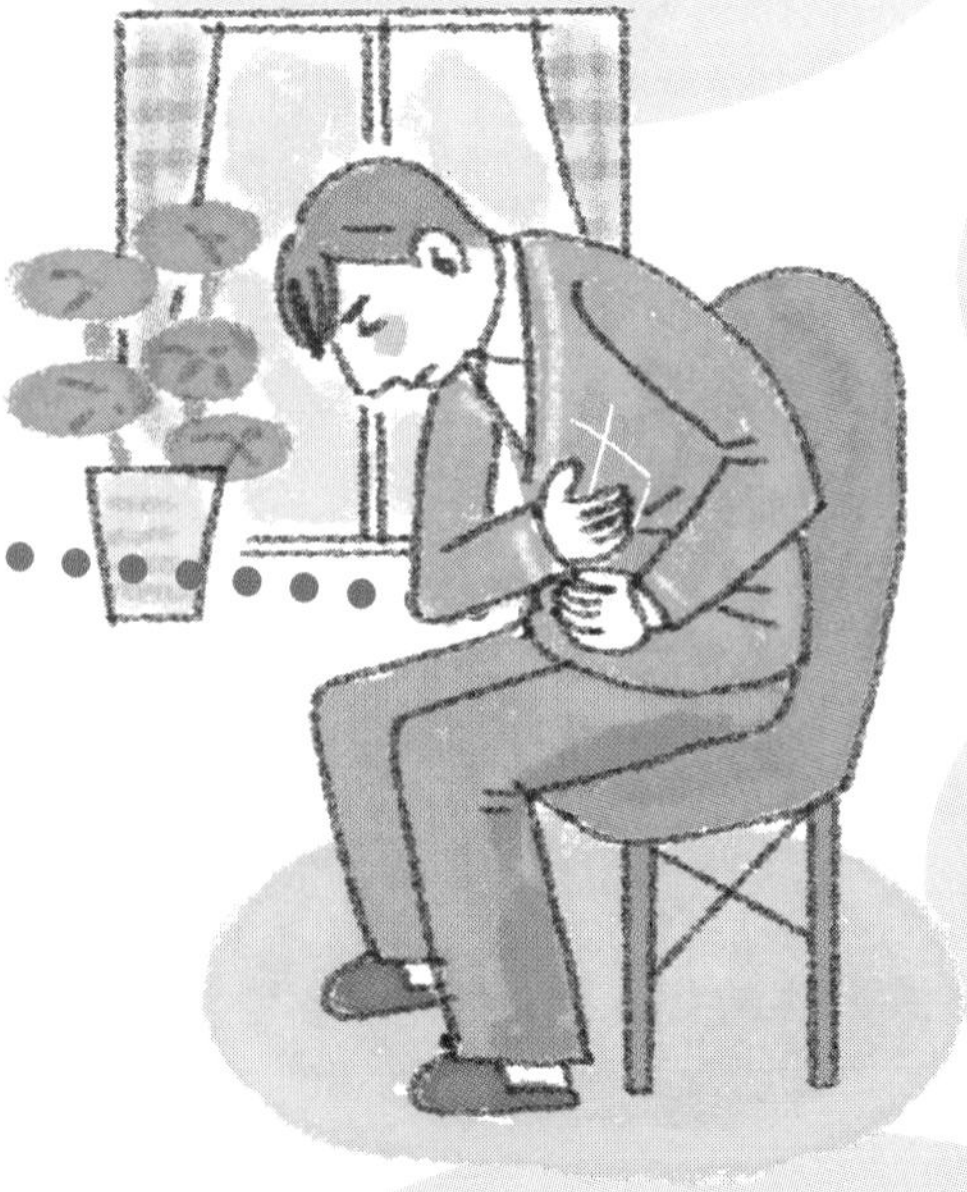

重苦しい痛みが長期間続く

痛みの場所を特定できないが、なんとなく重い痛みや鈍痛、コリ感が持続する

➡慢性膵炎の疑い

おなかを押さえ、背中を丸める

背中を丸めることで痛みが少し緩和されるため、こうした姿勢をとることが多い

➡急性膵炎、慢性膵炎の疑い

腹痛がおさまっても受診して原因を確かめる

みぞおちや背中の痛みは、どの膵臓病でも起こりうる症状です。激しい腹痛から鈍痛まで、痛みの程度や現れ方は人それぞれですが、どのようなものであれ、体の痛みは異常を知らせる重要なサインです。

痛みが起きた場合は、たとえそれが一時的なもので症状がおさまったとしても、きちんと受診して原因を確かめることが大切です。

腹痛とともに意識混濁などがみられたら緊急処置が必要

また、腹痛に伴って息苦しさや呼吸困難、意識を失う、意識がもうろうとするなどの症状がみられた場合は、命の危険があるので、すぐに救急車を呼んでください。

一方で、症状が現れにくいケースもあります。とくに膵臓がんなどでは、病状が進行してはじめて症状が現れることも多いです。

背中の痛み

膵尾部に炎症が起こると、背中に痛みが現れる。また、膵臓がんが背中側に広がると、神経を圧迫して持続的な背中の痛みが生じる

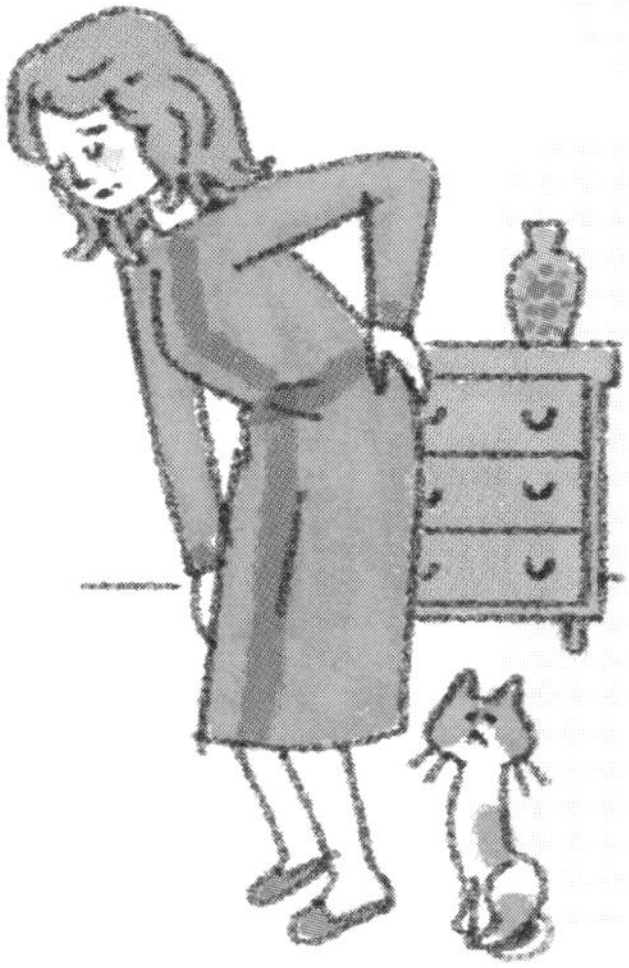

腹痛はなく、背中だけ痛む

背中に現れる痛みだけを訴えるため、腰痛などと勘違いされるケースもある

➡急性膵炎、
慢性膵炎、
膵臓がんの疑い

背中の左側に痛みが起こる

膵尾部は左側に位置しているため、背中の左側に痛みが起こるのが特徴。左肩にまで痛みが広がることも

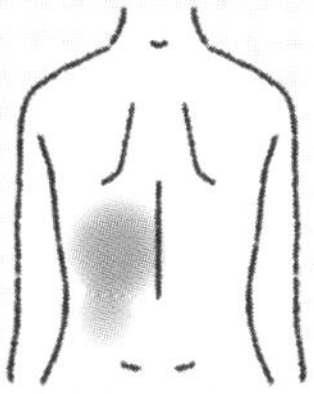

➡急性膵炎、慢性膵炎、
膵臓がんの疑い

みぞおちを中心に痛みが起こる

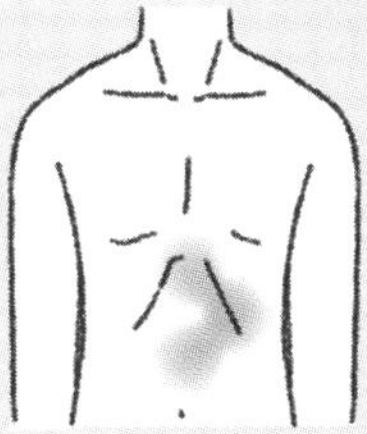

みぞおちとは、上腹部の中央にあるくぼんでいる部分。このみぞおちを中心におなかの中央、左側に痛みが出ることが多い

➡急性膵炎、
慢性膵炎、
膵臓がんの疑い

押すと痛む

おなかを手のひらで押すと、さらに痛みが強くなる。これを圧痛という

➡急性膵炎、
慢性膵炎、
膵臓がんの疑い

サイン②

発熱、黄疸、膨満感などが現れる

発熱や黄疸、腹部膨満感、胃もたれなども、膵臓病のサイン。程度はそれぞれですが、なんとなく不快な症状が、だらだらと長く続くのが特徴です。見過ごさないよう注意してください。

見過ごしがちな慢性症状

急激な痛みがあれば多くの人は受診しますが、慢性的な症状はつい見過ごしてしまいがちです。しかし、こうした症状も膵臓の異常を知らせる重要なサインです。

おなかがかたくなる

おなかがふだんよりもかたく感じられる。内臓を包む腹膜にまで炎症やがんが広がり、腹筋が緊張してこうした症状が起こる

➡急性膵炎、膵臓がんの疑い

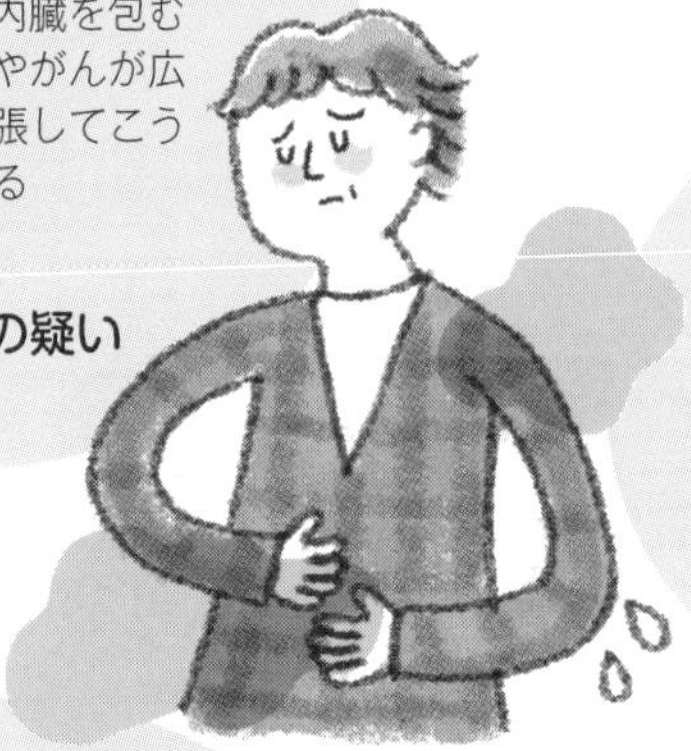

腹部の膨満感

なんとなくおなかが張っているような膨満感や不快感が続く。油っこいものを食べたあとに感じやすい

➡慢性膵炎、膵臓がんの疑い

胃もたれや胸やけが続く

胃もたれや胸やけが続いて、胃の病気と誤解されるケースも少なくない。食後に現れることが多く、吐き気を感じることもある

➡慢性膵炎、膵臓がんの疑い

食欲がない

腹痛や吐き気、膨満感、胃もたれ、胸やけなどの不快な症状が続くために、食欲がわかなくなる

➡慢性膵炎、膵臓がんの疑い

体重が減る

腹痛などの症状のために食事が十分にとれず、体重が減る。また、膵臓病で外分泌機能が低下すると、食事をとっていても体重が減ってしまう

➡急性膵炎、慢性膵炎、膵臓がんの疑い

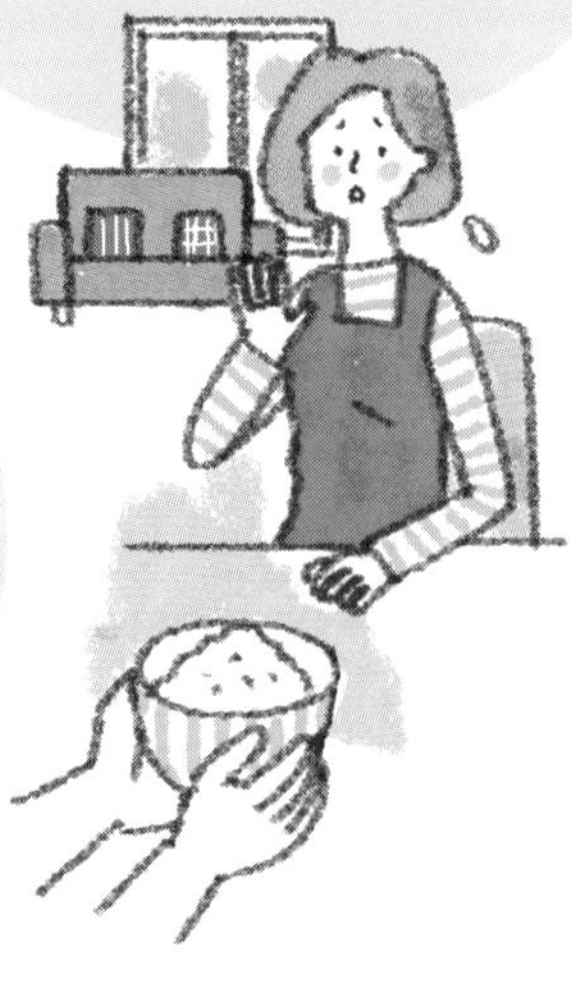

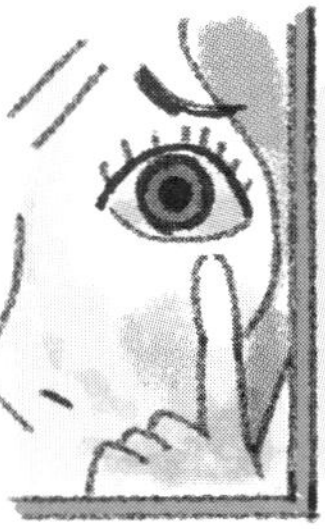

黄疸が出る

黄疸とは、白目の部分や皮膚が黄色っぽくなる症状のこと。胆管の狭窄《きょうさく》などで胆汁の流れが滞ると、血液中にビリルビンという黄色い色素があふれ出すために起こる

➡慢性膵炎、膵臓がんの疑い

発熱

炎症が重症化して、膵臓の細胞が広範囲にわたって壊死すると、その部分が細菌感染を起こして高熱が出る。慢性的な炎症で、微熱やだるさが続くこともある

➡急性膵炎、慢性膵炎の疑い

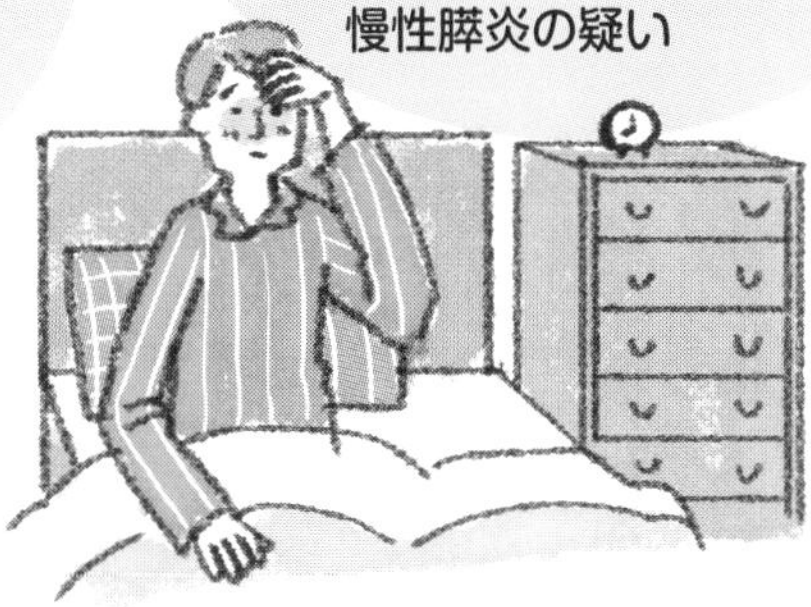

症状を軽くみない。じわじわと進行している可能性も

膵臓病では、急性の痛み以外に、膨満感、胸やけや胃もたれ、食欲不振、発熱といった慢性的な症状もみられます。

どれもありふれた症状ですが、「大した病気ではないだろう」と考えるのは危険。しばらく様子をみているうちに、じわじわと病気が進行し、とり返しのつかないことにもなりかねません。とくに慢性膵炎は、進行するにつれて、腹痛や背中の鈍痛などの症状が現れなくなるので要注意です。思いあたるものがあれば、必ず消化器科を受診してください。膵臓病が進行すると、黄疸や便の異常、糖尿病の悪化などもみられます。

下痢や白っぽい便が出る

膵臓の外分泌機能が低下すると、脂肪やたんぱく質の消化吸収が十分にできなくなる。そのため、下痢を起こしたり、脂肪の多い白っぽい便（脂肪便）や強い悪臭のある便（筋線維便）が出る。また、胆汁の流れが滞ると（黄疸）、便に色がつかなくなって白っぽい便（灰白色便）が出る

➡慢性膵炎、膵臓がんの疑い

糖尿病の悪化

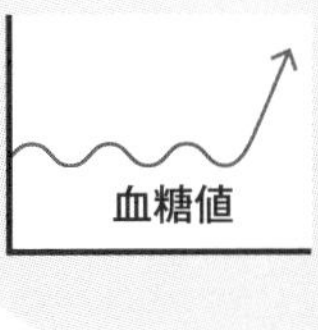

膵臓の内分泌機能が低下すると、急に糖尿病を発症したり、もともと糖尿病がある人では血糖コントロールが悪化する。体重の減少や口の渇き、多尿も、重度の糖尿病のサイン

➡慢性膵炎、膵臓がんの疑い

受診と診察

気になる症状がみられたら消化器科へ

気になる症状がある場合、必ず消化器科を受診してください。強い症状でなくても、命を守るためには〝膵臓病を疑う〟必要があります。

受診先をしっかり選ぶ

受診先を選ぶ目安は「採血の検査結果がすぐに出るか」「ＣＴ検査ができるか」の２つです。症状が激しいときは、迷わずに救急車を呼んでください。

激しい症状

- 激しい腹痛
- 意識混濁や意識消失

↓

救急医療機関へ

強い症状

- 強い腹痛または背中の痛み
- 黄疸・発熱など気になる症状

強い症状がなくても……

- 慢性的な腹痛、または背中の痛み
- 糖尿病の悪化など気になる症状
- 健康診断で要精密検査となった

↓ ✕ 検査機器のない病院

消化器科（消化器内科・消化器外科）へ

受診する病院の目安

- 採血の検査結果がすぐ出る
- CTなどの画像検査の設備がある
- 入院設備がある

（事前に調べておくとよいでしょう）

CASE

胃の病気と間違われ帰宅後に症状が悪化

飲み会の翌日、みぞおち辺りに重苦しさを感じたAさん。かかりつけ医を受診したものの、胃の病気ではないか、ということで内視鏡検査を受けます。検査で問題はみつからず、胃薬をもらって帰宅しました。ところがその夜、強烈な上腹部痛に襲われ、総合病院で急性膵炎と診断されました。

膵臓病の診断は医師でも難しく、Aさんのようなケースは決して少なくありません。

ですから特徴的な症状がみられたら（→P16～19）、膵臓の病気を疑ってみる必要があります。できるだけ設備の整った病院の消化器科を受診してください。膵臓の専門医がいればベストです。

症状や生活習慣は膵臓の状態を知る重要な手がかり

膵臓病で現れる症状は、みぞおちの痛みや膨満感、胃もたれなど、ほかの多くの病気でもみられるものです。そのため、膵臓病とそれ以外の病気との鑑別が必要になります。

そこで重要になるのが、患者さんからの情報です。いつからどのような症状があるのかを、すべて伝えてください。一見、関係がなさそうな症状でも、医師にとっては有力な手がかりになります。

たとえば、黄疸では「皮膚のかゆみ」を伴うことがあります。「これは関係ないだろう」と自己判断せず、現れている症状はすべて伝えるようにしましょう。生活習慣や飲酒量なども正確に伝えてください。

問診を受けるときのポイント

問診では症状はもちろん、生活習慣や既往歴についても聞かれます。できれば受診前に整理しておきましょう。

聞かれる内容	答え方のポイント
いつからどこが痛むのか	いつから、どこが、どんなふうに痛むのか、強弱はあるか。場所が特定できないなら、そのままを伝える
痛みの強さは10段階でどれくらいか	痛みがない状態を0、最大の痛みを10とした場合、どれくらいの強さかを伝える
ストレスを感じているか	ストレスの有無やその原因を伝える。残業続きで疲労がたまっていた、悲しいできごとがあったなど
1日の飲酒量、どんな料理をよく食べるか	お酒を飲む頻度と1日の量はどのくらいか。肉や揚げ物など油っこいものをよく食べるか、三度の食事は規則的にとれているかなど
持病はあるか、既往歴はあるか（薬はのんでいるか）	治療中の病気と、のんでいる薬は正確に伝える。膵炎や胆石、胆のう炎の既往があれば、発病時期や治療経過、治療後の様子を詳しく伝える
現在の体重と増減の変化はあるか	膵臓病が進行すると、体重が減ってくる。以前と比べて、現在の体重はどうかを伝える
たばこを吸っているか	喫煙は膵臓がんの危険因子。喫煙者は何歳から、1日に何本吸っているかを正直に伝える
どんな便が出ているか	便の性状や色、排便回数、排便量を伝える。下痢や白っぽい便、強い悪臭のある便が出ていないかなど
家族のなかに膵臓病にかかったことがある人がいるか	家族に膵臓病の既往歴があると、膵臓病のリスクが高くなると考えられている。膵炎や膵臓がんだけでなく、胆石や胆のう炎の既往歴も伝える

検査① 血液検査

血液中の消化酵素などから膵機能を調べる

膵臓になんらかの異変があると、膵液に含まれる消化酵素が血液中に増えます。血糖値や肝機能の指標、腫瘍マーカーなどもチェックし、総合的に膵機能の状態を推測します。

膵臓から分泌される消化酵素を調べる

とくに重要なのが、アミラーゼ、リパーゼ、エラスターゼの3つ。基準値を超えた場合、下にあげた膵臓病が疑われます。

消化酵素	基準値	特徴
アミラーゼ 急性膵炎 慢性膵炎 膵のう胞 膵臓がん	**44～132 U/L** 異常があると 上昇⬆	膵液中に含まれる糖質分解酵素で、膵臓に炎症が起こり、細胞が破壊されると上昇する。尿中にも排出される
リパーゼ 急性膵炎 慢性膵炎 膵のう胞 膵臓がん	**5～55 U/L** 異常があると 上昇⬆	膵液に含まれる脂肪分解酵素。ほかの病気の影響が少なく、膵臓病の場合に変動する性質がある
エラスターゼ 急性膵炎 慢性膵炎 膵臓がん	**100～400ng/dL** （RIA2抗体法） **300ng/dL以下** （LA） 異常があると上昇⬆	膵液に含まれるたんぱく分解酵素で、急性膵炎などで上昇する。異常高値の期間が長く、経過観察にも役立つ
トリプシン 急性膵炎 慢性膵炎	**100～550ng/mL** 異常があると上昇⬆ または低下⬇	膵液に含まれるたんぱく分解酵素。膵臓以外には存在しないため、膵臓病があると特異的に反応する
膵ホスホリパーゼA_2 急性膵炎 膵臓がん	**130～400ng/mL** 異常があると上昇⬆ または低下⬇	膵液中の脂肪分解酵素のひとつで、膵臓の急性の炎症で上昇する。膵臓がんなどで外分泌機能が障害されると低値になる

（『今日の臨床検査2021-2022』櫻林郁之助監修 南江堂より）

膵臓がんの腫瘍マーカーを調べる

がんがあると上昇する、特有の物質を調べます。確定診断はできませんが、補助的に用いられます。

CA19-9 〈基準値〉 **37 U/mL以下** 異常があると上昇⬆	がん化した膵細胞がつくり出すため、進行した膵臓がんで異常値を示しやすい。CEAと併用されることが多い
CEA 〈基準値〉 **5ng/mL以下** 異常があると上昇⬆	膵臓がんや大腸がんなど、消化器系にできるがんがつくる糖たんぱくのひとつ。子宮がんや肺がんでも高値になる
DUPAN-2 〈基準値〉 **150 U/mL以下** 異常があると上昇⬆	膵臓がん、胆道がん、肝臓がんによく反応して高値を示す。膵炎では低値のことが多く、鑑別に役立つ
SPan-1 〈基準値〉 **30 U/mL以下** 異常があると上昇⬆	膵臓がん、胆道がん、肝臓がんで高値を示す。膵炎などとの鑑別診断や治療効果のモニタリングに有用
シアリルLex-i抗原 〈基準値〉 **38 U/mL以下** 異常があると上昇⬆	膵臓がん、胆道がん、肺がんなどで上昇する。特異性が比較的高く、がんの診断や経過観察に役立つ

血液成分には体の情報がつまっている

血液検査は簡便ながら、非常に多くの情報を得られる検査です。膵臓病が疑われる場合に、必ずチェックするのは、膵液に含まれる消化酵素の値です。健康な人でも、わずかながら血液中に含まれていますが、膵臓に異変があると、値が上昇します。なかでもアミラーゼは、通常の健康診断でも調べる代表的なもの。膵機能の状態をチェックするのに役立ちます。

血糖値や肝機能を調べる

血糖値は膵機能の重要な指標。膵臓と連携して働く肝臓の状態も、血液検査でチェックします。

ヘモグロビンA1c 〈目標値〉 **4.9~6.0%** 異常があると上昇⬆	ヘモグロビンにブドウ糖が結合した「糖化ヘモグロビン」の血中濃度。過去の血糖値の状態がわかる
ブドウ糖負荷試験 〈基準値〉 空腹時 **110mg/dL未満** 食後2時間 **140mg/dL未満** 異常があると上昇⬆	ブドウ糖を摂取し、血糖値の変動を調べる。血糖コントロールの状態を確実に診断できる
AST（GOT） 〈基準値〉 **13~30 U/L以下** 異常があると上昇⬆	肝臓などの細胞に含まれる酵素。肝細胞が破壊されると、血液中にあふれ出てくる
ALT（GPT） 〈基準値〉 **男性　10~42 U/L** **女性　7~23 U/L** 異常があると上昇⬆	ASTと同じく、肝臓などの細胞に含まれる酵素。肝細胞が破壊されると、血液中の値が上昇する
γ《ガンマ》-GT（γ-GTP） 〈基準値〉 **男性 13~64 U/L** **女性　9~32 U/L** 異常があると上昇⬆	肝臓の中を通っている胆管（肝内胆管）でつくられる酵素。肝臓や胆管に異常があると上昇する
ALP 〈基準値〉（JSCC法） **106~322 U/L** 異常があると上昇⬆	胆道系の細胞に多く含まれる酵素。胆石などで胆汁の流れが滞ると、血液中に増えてくる
総ビリルビン 〈基準値〉 **0.4~1.5mg/dL** 異常があると上昇⬆	胆汁に排出される色素。肝臓や胆管の異常があると血中にあふれ出て、黄疸を起こす。尿中ビリルビンを調べることも

※検査基準は、医療機関によって若干異なります

検査② 画像検査

超音波、CT画像などから膵臓の変化をみつける

血液検査とあわせて、膵臓病の診断に欠かせないのが画像検査です。画像から得られる情報は多く、診断だけでなく、重症度の判定や治療方針の決定にも欠かせません。

画像検査の種類と特徴

画像検査にはそれぞれ得手不得手があり、得られる情報の種類や精度が異なります。患者さんの状態に合わせて、必要な検査を重ねて診断に至ります。

超音波検査（腹部エコー）

もっとも負担の少ない検査。リアルタイムで状態を観察できる

腹部にゼリーをぬって、超音波を発信する器具をあて、その反射波を画像化する。簡便で安全にできる検査

得られる情報

- 膵臓全体の腫れや石灰化
- 腫瘍、結石（膵石や胆石）膵のう胞の有無
- 膵管の拡張　など

単純エックス線検査

おなかの状態を把握し、ほかの病気との鑑別に役立つ

体にエックス線をあてて、透過したエックス線量の差を画像化する検査。腸の病気や結石などの発見に有効

得られる情報

- 腸閉塞、腸管穿孔《せんこう》
- 腸内のガスの貯留
- 結石の有無
- 胸水の有無　など

CT検査

炎症の広がりやがんの大きさまで写し出す

エックス線画像をコンピュータ処理し、体の輪切り画像を得る検査。短時間で広範囲を詳細に調べられる。造影剤を使うことも

得られる情報

- 膵臓の大きさや辺縁の形態
- 膵臓の石灰化
- 膵管の拡張
- 腫瘍や結石、膵のう胞の有無
- 周囲臓器との関連

など

MRCP検査

MRIを利用して、膵管・胆管を観察できる

液体成分を強調して、膵管や胆管を画像化する。結石や膵のう胞などの検出にもすぐれている

得られる情報

- 結石、腫瘍、膵のう胞の有無
- 膵管の拡張　など

MRI検査

磁気を利用して、さまざまな角度の断面画像がとれる

強力な磁気を利用して、体内を撮影する検査。さまざまな角度の詳細な断面画像を得られる

得られる情報

- 膵臓の変形や膵管の拡張
- 結石、腫瘍、膵のう胞の有無　など

PET検査

CTで診断がつかない場合におこなわれる

ブドウ糖と放射性物質を注入し、それをとり込んだがん細胞が発する放射線を特殊なカメラで検出し、画像化する

得られる情報

- 全身のがんの有無や大きさ　など

オクトレオスキャン検査

神経内分泌腫瘍を調べる新しい検査

膵臓が分泌するホルモンに似た薬剤（オクトレオスキャン）を注入。それに反応した神経内分泌腫瘍をガンマカメラで撮影する

得られる情報

- 神経内分泌腫瘍の位置や大きさ
- 治療薬の適応判定

など

検査には２日かかる

1日目　注射から４～６時間後に撮影する → 2日目　注射から24時間後に再度撮影する

検査の組み合わせで多角的にとらえる

画像検査でまず行われるのが、超音波検査やエックス線検査です。どちらも外来で簡便にでき、患者さんの体の負担が少ないのが特徴です。しかし、膵臓は体の奥深くにあるので、病変の位置によっては、みえづらいこともあります。

そこで、状況に応じてＣＴ検査やＭＲＩ検査などを組み合わせて、多角的に調べていきます。最近では、膵臓にできた神経内分泌腫瘍を調べる「オクトレオスキャン検査」も精度の高い新しい検査として注目されています。

検査③ 内視鏡検査

内視鏡で膵管の状態をより明確にとらえる

体の内側から膵臓を観察する内視鏡検査では、病変の位置や大きさ、広がりなど、より詳細な情報を得ることができます。主に慢性膵炎や膵臓がんが疑われる場合におこなわれます。

ＥＲＣＰ（内視鏡的逆行性胆管膵管造影検査）

内視鏡で膵管を直接観察したり、造影剤を注入して膵管の状態を観察する検査です。膵管の細胞を採取することもできます。

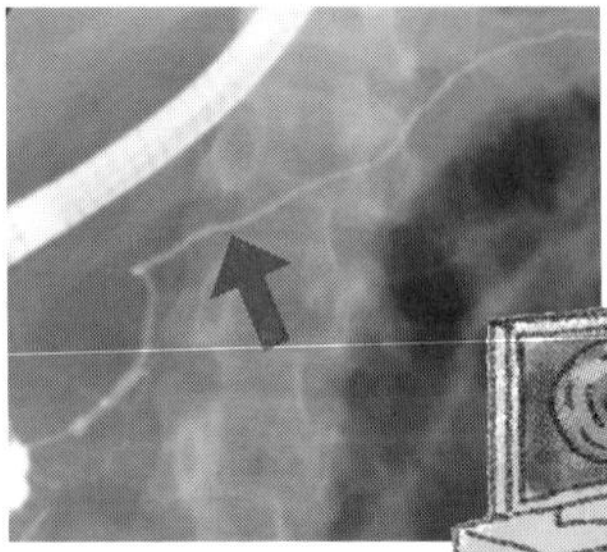

造影剤によって写し出された膵管

検査方法

のどに麻酔をし、口から内視鏡を送り込む。十二指腸乳頭部に達したら、カテーテルを通じて造影剤を注入し、膵管の状態をエックス線撮影する

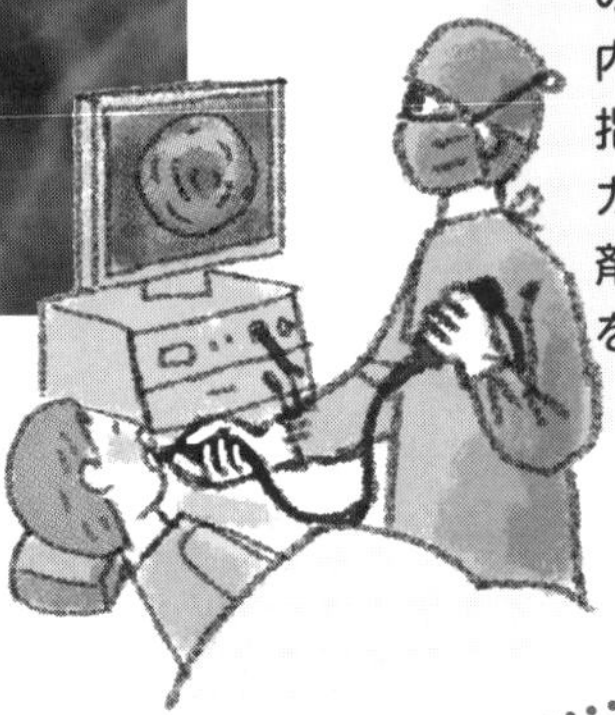

胃カメラと同じ手順で進められる

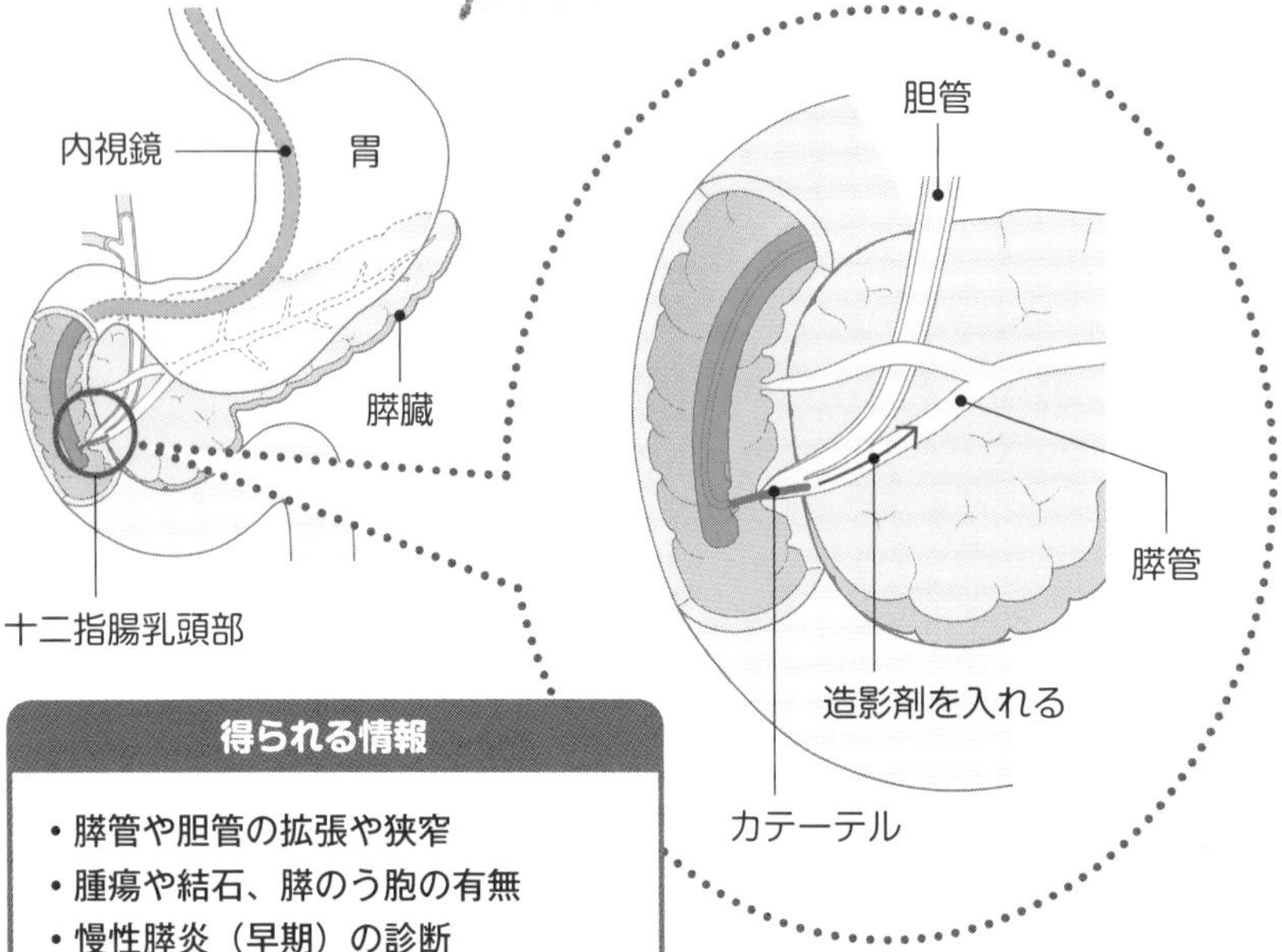

得られる情報

- 膵管や胆管の拡張や狭窄
- 腫瘍や結石、膵のう胞の有無
- 慢性膵炎（早期）の診断
- 膵臓がんとほかの病気の鑑別　など

カテーテルから採取した細胞を調べることもできる

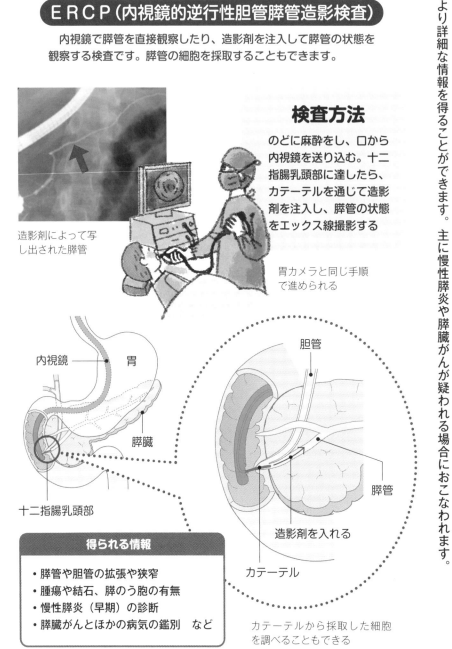

ＥＵＳ（超音波内視鏡検査）

消化管から膵臓に向けて超音波をあてることで、今まで写し出すことができなかった膵臓内部の状態をより詳細に観察できます。

検査方法

のどに麻酔をして、超音波検査装置をつけた内視鏡を口から挿入する。胃や十二指腸の内腔から超音波をあてて、膵臓を観察する

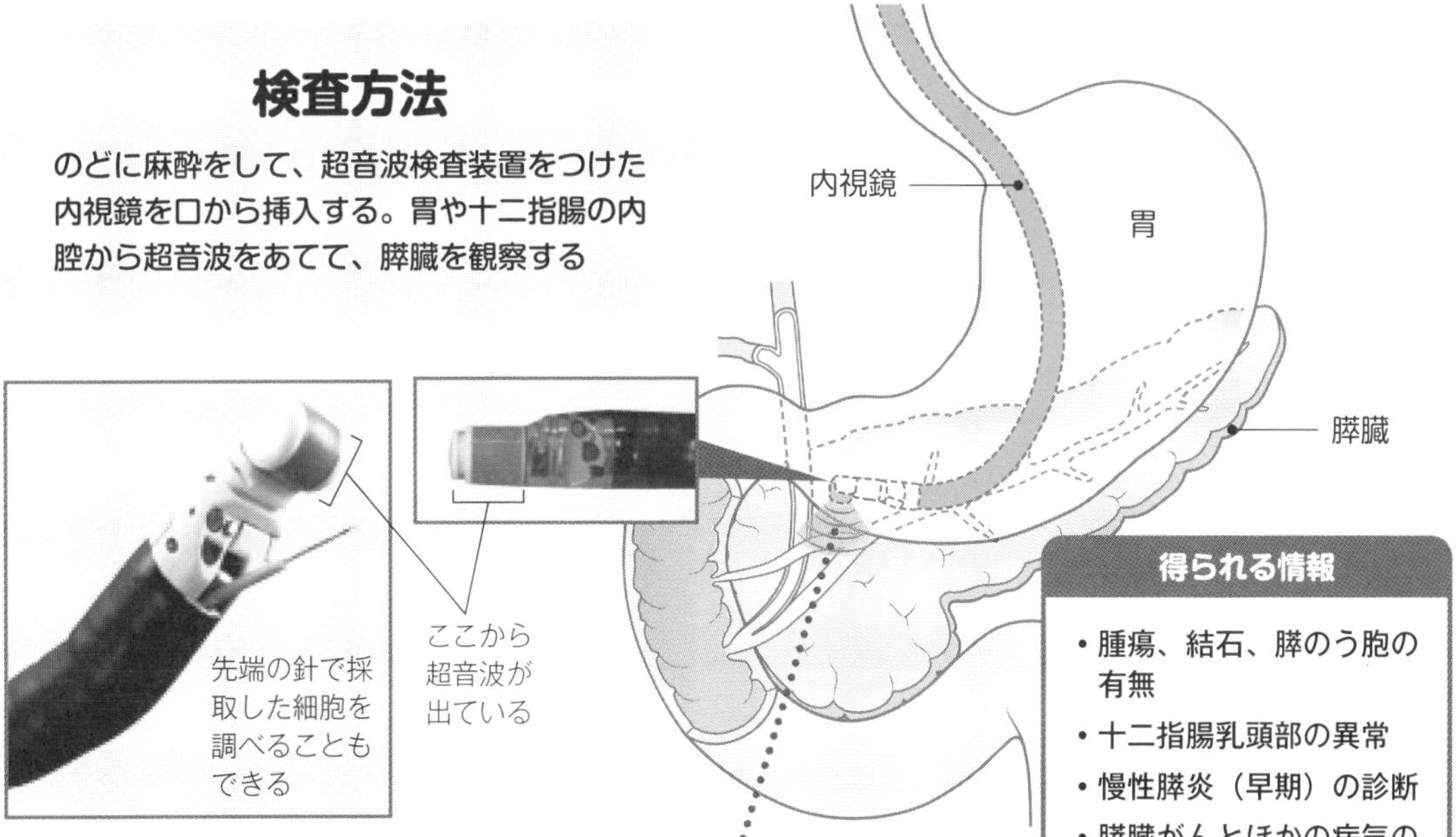
超音波をあてて膵臓の内部を
近くから写し出す

EUS−FNA
（超音波内視鏡下穿刺吸引細胞診）

得られる情報

- 腫瘍、結石、膵のう胞の有無
- 十二指腸乳頭部の異常
- 慢性膵炎（早期）の診断
- 膵臓がんとほかの病気の鑑別　など

体に負担をかけずに より詳しい検査ができる

膵臓の内視鏡検査は、血液検査や画像検査で膵臓病の疑いがある場合に、さらに詳しい情報を得るためにおこなわれます。

ＥＲＣＰでは、主膵管はもちろん、枝分かれした細い膵管まで、鮮明な画像を得られます。ＥＵＳは通常の超音波検査より詳細な情報が得られるうえ、ＥＲＣＰより体への負担が少ないことから、近年、広がりつつあります。

病変の組織を採取し、細胞の性質も調べられる

ＥＲＣＰやＥＵＳでは、病変の組織や細胞を直接採取して、がんかどうかを顕微鏡で調べることもできます。ただし、どちらも体内に内視鏡を入れるので、合併症のリスクはあります。とくにＥＲＣＰは、検査後に急性膵炎を誘発するおそれがあります。医師から十分に説明を受けて、納得したうえで受けるようにしてください。

COLUMN

なぜ膵臓病は こわいといわれるの？

膵臓病のこわさは、症状が出にくい、検査でみつけにくい、広がりやすい、の３つです。

症状に気づきにくく、別の病気と間違われやすい

膵臓は、なんらかの病変があっても、症状が現れにくい臓器です。

症状が軽いと、病院に行かずに、ほうっておく人も少なくありません。激痛を伴う急性膵炎は別として、受診したときにはすでに膵臓病が進行していたというケースがよくあります。体の奥に位置しているため、検査で病変をみつけにくいという点も、早期発見を難しくする一因となっています。

膵臓は壁がうすく ほかの臓器へ転移しやすい

膵臓がんでは、膵臓の解剖学的な特徴も関係しています。

胃や大腸には「粘膜固有層」という筋肉の層があります。この筋肉層がバリアとなってくれるので、がんが広がるまでには、ある程度の時間がかかります。

しかし、膵臓は筋肉の層がなく、壁がうすいのが特徴。さらに、膵臓は比較的小さい臓器なので、がんが一〜二㎝ほどになると、壁を突き破って膵臓外に広がります。その結果、周囲の臓器に、容易に転移してしまうのです。

このような理由から、膵臓がんは五年生存率が低いことで知られています。しかし、近年は化学療法をはじめ、さまざまな治療法が目覚ましく進歩しています。膵臓がんの予後は、今後改善されていくと期待がもたれています。

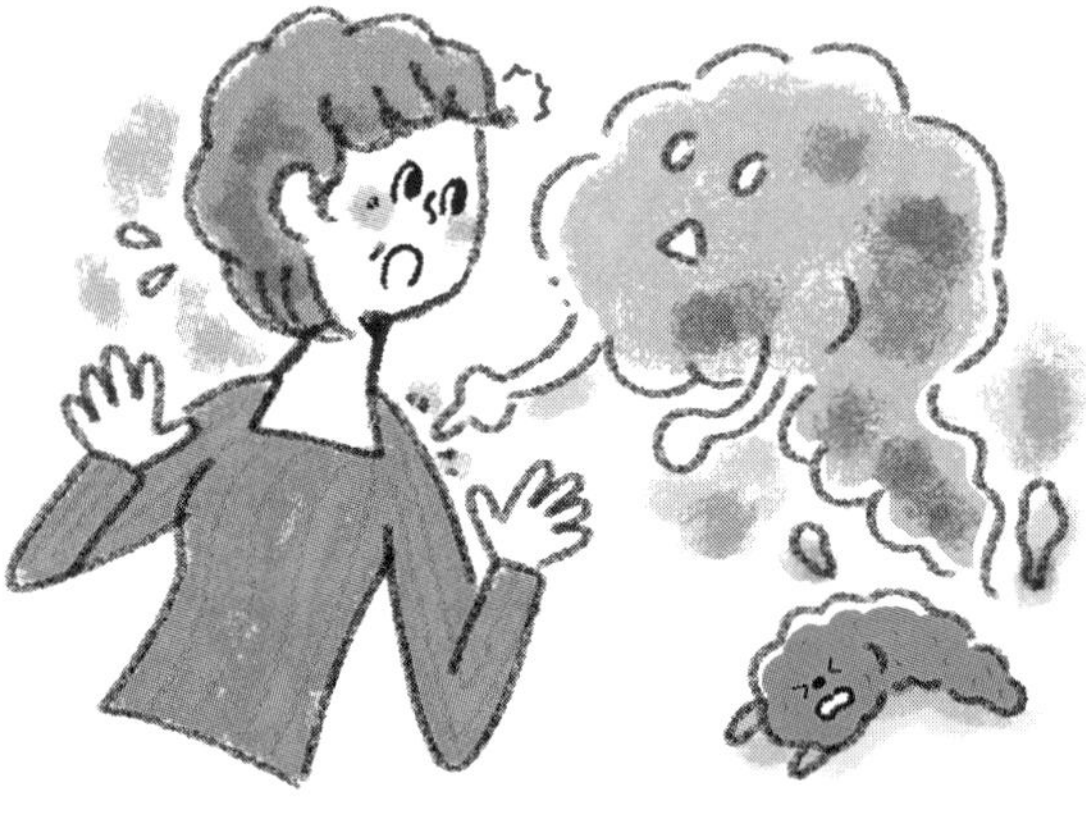

2

急性膵炎

ある日突然、おなかや背中の痛み、
吐き気などに襲われたら、急性膵炎かもしれません。
膵臓に激しい炎症が起こり、ひどくなると膵臓がとけ出し、
命にかかわることもあります。

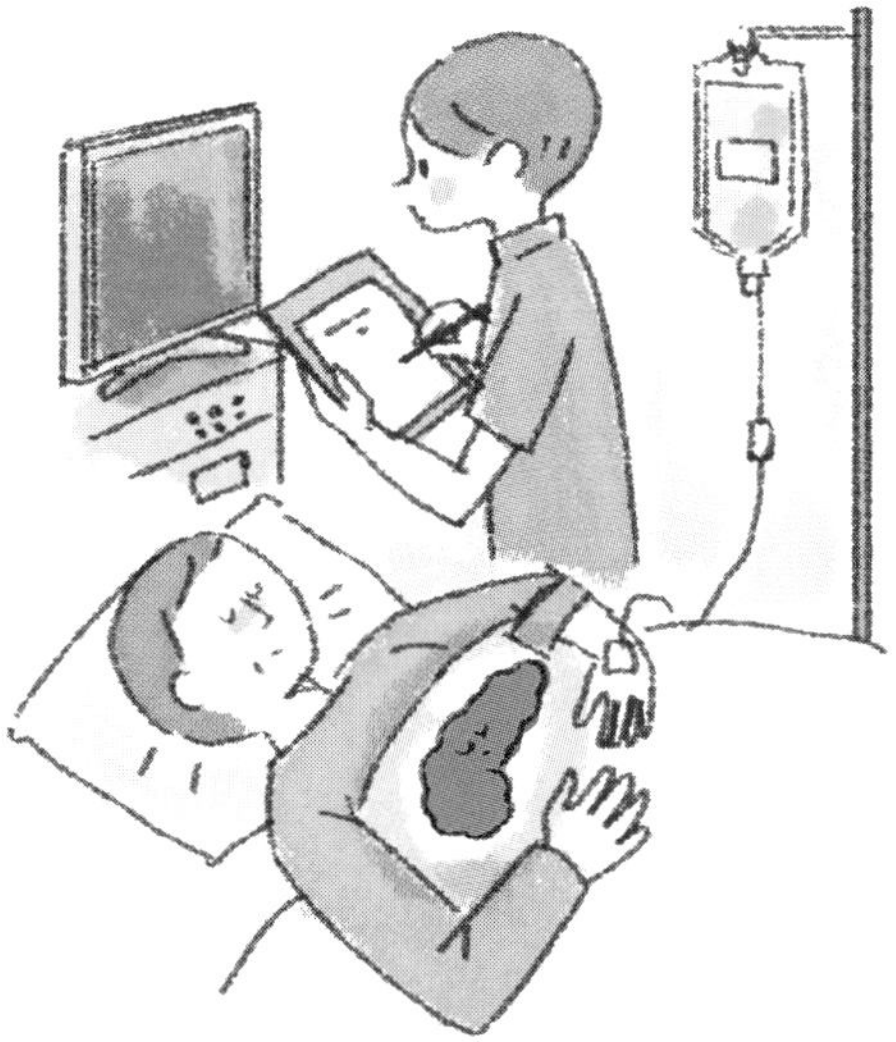

急性膵炎とは

膵液によって膵臓がとける「おなかのやけど」

急性膵炎は、膵液によって膵臓自身が腫れたりとけたりする病気で、「おなかのやけど」といわれるほどの激しい炎症を起こします。とくに六〇代の男性に多く、女性は七〇代によくみられます。

急性膵炎の危険因子

　最大の危険因子は習慣的な大量飲酒で、男性の急性膵炎の原因の第１位です。女性の第１位は胆石で、こちらにも食習慣が影響しています。

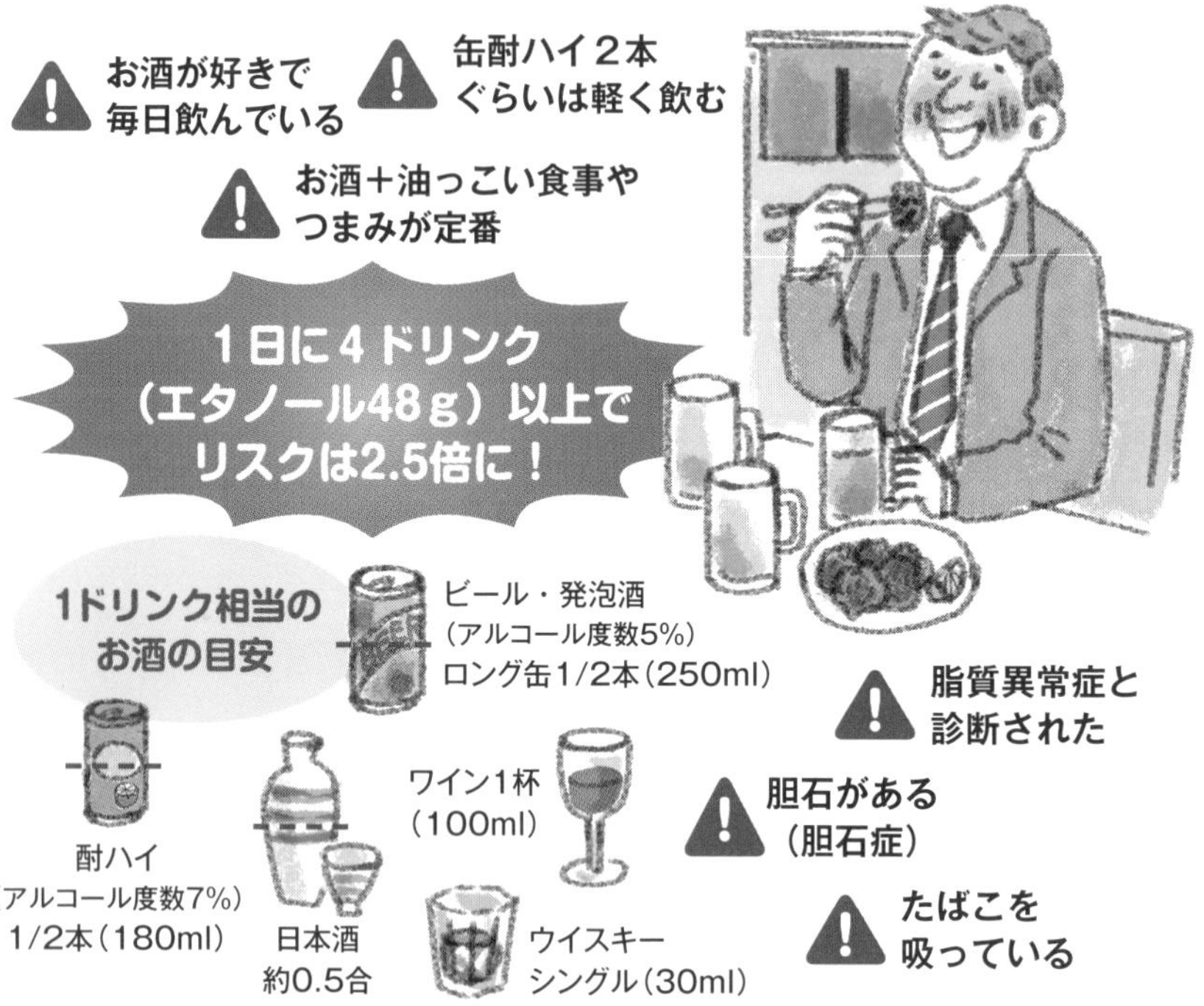

お酒が好きで毎日飲んでいる
缶酎ハイ２本ぐらいは軽く飲む
お酒＋油っこい食事やつまみが定番
１日に４ドリンク（エタノール48ｇ）以上でリスクは2.5倍に！
1ドリンク相当のお酒の目安
ビール・発泡酒（アルコール度数5%）ロング缶1/2本（250ml）
酎ハイ（アルコール度数7%）1/2本（180ml）
日本酒約0.5合
ワイン1杯（100ml）
ウイスキーシングル（30ml）
脂質異常症と診断された
胆石がある（胆石症）
たばこを吸っている

膵臓で起きている炎症が激痛を引き起こす

　健康な人の場合、膵液に含まれる「たんぱく分解酵素」は、非活性状態になっていて、膵臓内では消化能力をもちません。これは、たんぱく質でできている膵臓をとかさないようにするためです。

　ところが、なんらかの原因で膵液の流れが滞ると、行き場を失った膵液は膵管内にどんどんたまっていきます。やがて膵管のすき間から膵液がもれ出すと、活性化した消化酵素が膵臓の組織を消化しはじめます。これが急性膵炎で「おなかのやけど」といわれるものです。突然、激しい上腹部痛や吐き気などが現れ、意識を失ってしまうこともあります。

2大原因と発症までの流れ

大量飲酒をすると膵液の分泌が高まるとともに、流れも悪くなります。胆石による乳頭部の閉塞も原因になります。

男性に多い　アルコール性急性膵炎

アルコールを毎日大量に飲む

↓

胃液の分泌が高まる

↓

その刺激で膵液の分泌が高まる

↓

飲酒の影響で膵管の出口付近がむくみ、膵液が行き場をなくす

炎症

↓

膵管の壁から膵液がもれ出す

↓

消化酵素が活性化して膵臓を消化しはじめる

炎症

↓

膵臓がとける

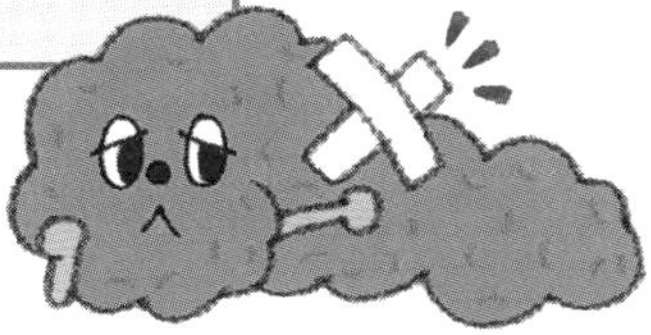

女性に多い　胆石性急性膵炎

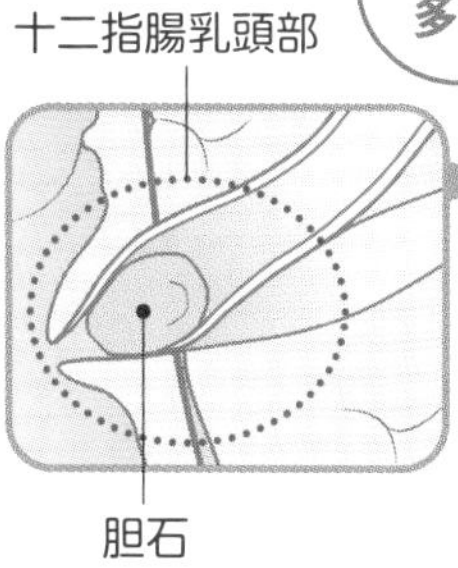

胆石が十二指腸乳頭部などにつまる

↓

出口がふさがれ、膵液などが膵管にたまる

炎症

↓

膵管の壁から膵液がもれ、膵臓を消化しはじめる

炎症

↓

膵臓がとける

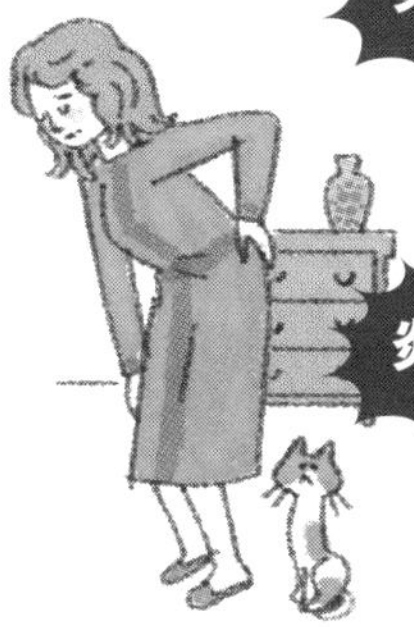

原因のわからない「特発性膵炎」

原因不明の膵炎を「特発性膵炎」といいますが、多くは胆石が原因ではないかといわれています。つまった胆石が自然に十二指腸に落ちて、検査で特定できなかったケースです。女性の急性膵炎の原因で胆石がもっとも多いことからも、その可能性は高いと考えられます。

診断・重症度の判定

炎症が広がると命にかかわることも

急性膵炎の多くは軽症ですが、なかには全身に炎症が広がり、重症化することがあります。肝臓や腎臓、肺などに持病がある人や、高齢者は重症化しやすいため、注意が必要です。

症状や検査から総合的に診断する

急性膵炎では、重症度の判定が重要なポイントになります。重症の場合は、ＩＣＵのある病院で、専門的な集中治療がおこなわれます。

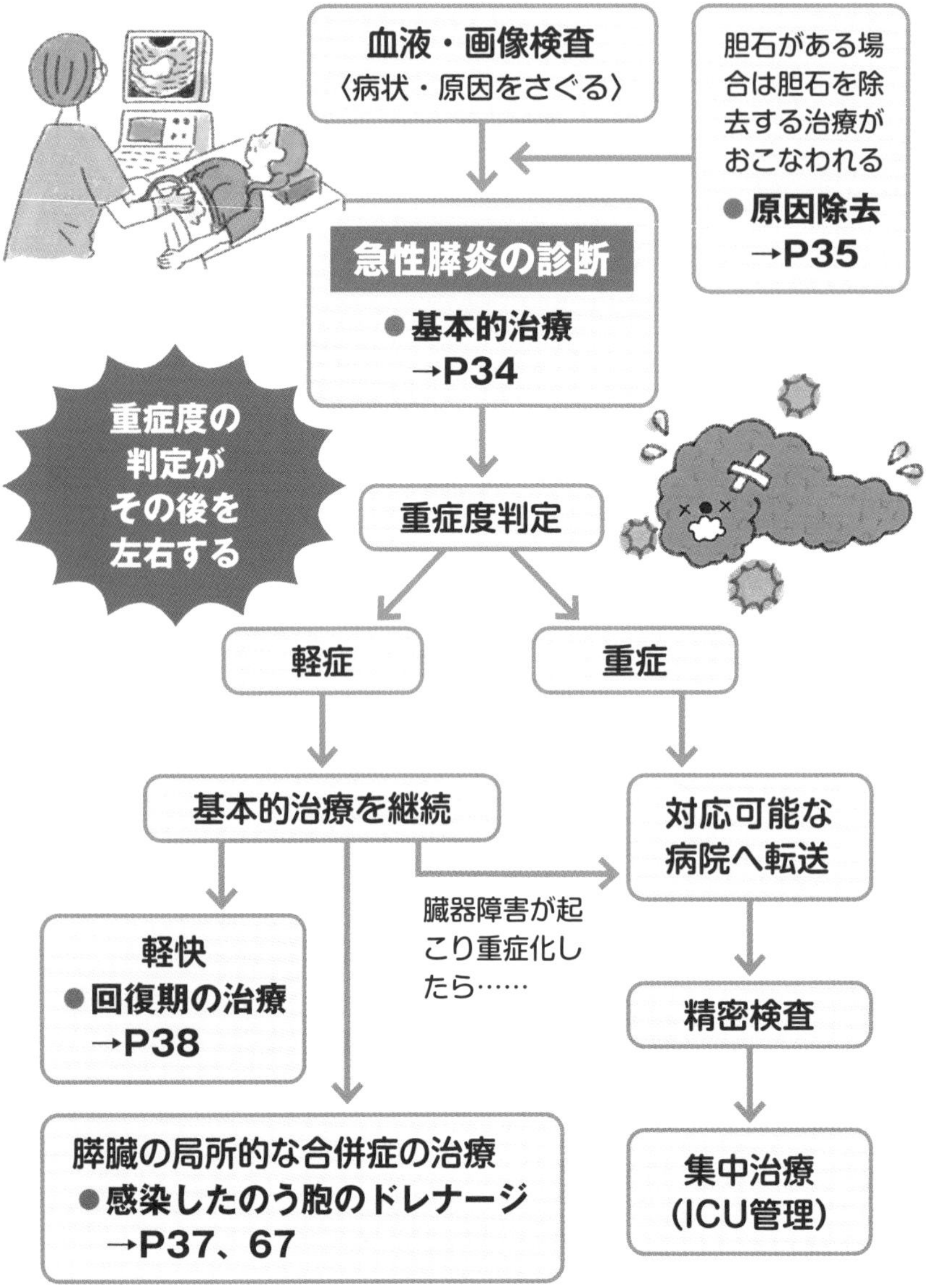

重症度の判定基準

- 心拍数が上昇している
- 血圧が低下している
- 呼吸の状態が悪化している
- 尿量が低下している
- 血液検査やCT検査による病状の悪化が認められる
- 70歳以上の高齢者である

これらの徴候や検査結果、症状などから判定がおこなわれる

急性膵炎には2つのタイプがある

急性膵炎は、大きく「浮腫性膵炎」と「壊死性膵炎」に分類することができます。浮腫性膵炎とは、炎症によって膵臓が単純に腫れているもの。一方、壊死性膵炎は、膵臓自体の自己消化が進み、とけ出しているものをいいます。

壊死性膵炎は、浮腫性膵炎に比べ、壊死物質を含んだのう胞（液体で満たされた袋状の病変）などの合併症を起こしやすく、処置が必要となります（→ P37、67）。また、こうしたのう胞が感染した場合、重篤な状態に陥りやすいことがわかっています。

炎症がほかの臓器に飛び火する

炎症性物質サイトカインが全身に広がり、血管外に水分が流出します。その結果、多くの臓器が機能不全に陥ります。

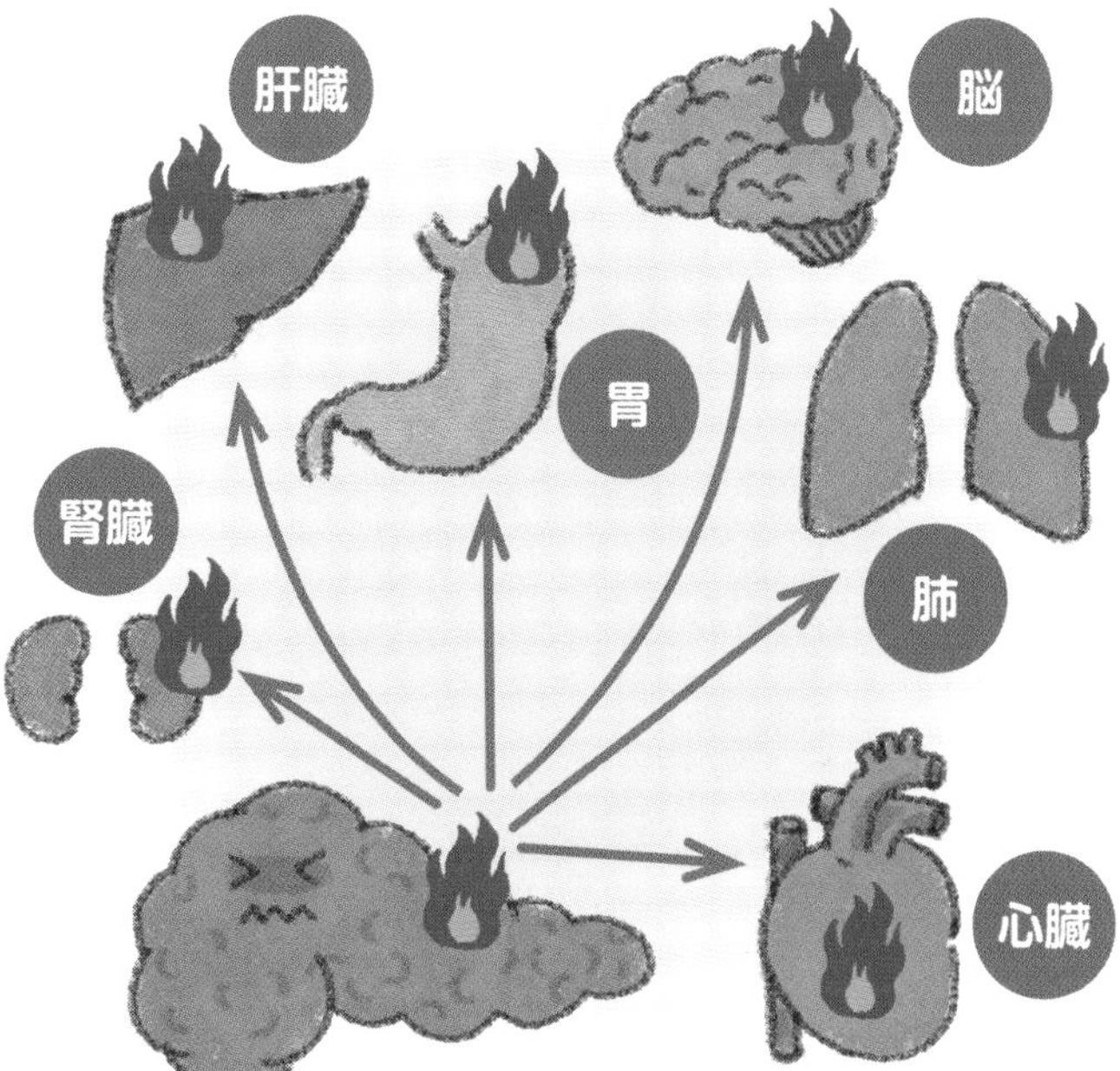

軽症であっても油断できない

急性膵炎の多くは軽症で、膵臓は元どおりに回復します。

しかし二〇％ほどは膵臓の炎症が全身の臓器に広がって、血圧低下や呼吸困難、尿量低下など、重篤な症状が現れることがあります。これが「重症急性膵炎」です。

重症急性膵炎は、死亡率一〇％という危険な状態です。発症時は軽症でも、数日後に重症化することがあるため、発症時、二四時間後、四八時間後にも重症度判定をおこない、慎重に経過を観察します。

治療① 基本的治療・原因除去

絶食することで膵臓を休ませる

急性膵炎と診断されたら、軽症でも入院しなければなりません。そして、絶食して膵液の分泌を抑えます。また、痛みや炎症を鎮めるための薬物治療などがおこなわれます。

基本的治療

痛みをやわらげ、膵液の分泌を抑える

痛みをやわらげる治療をしながら、炎症が治まるまで膵臓の安静を保ちます。重症度の判定もくり返しおこなわれます。

痛みの治療

非ステロイド性消炎鎮痛薬や非麻薬性鎮痛薬を用いる

水分・栄養の補給

炎症により、大量の水分や電解質が失われるため、点滴で補う。症状が安定したらブドウ糖で栄養を補給する

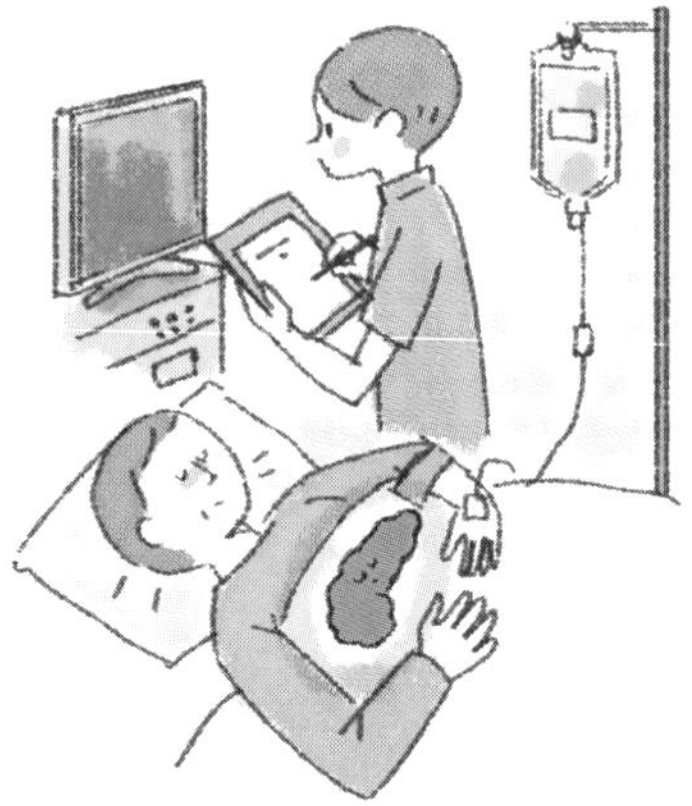

絶食

膵液の分泌を抑えるために、食べ物や飲み物は一切禁止。絶食期間は軽症なら２～４日ほど

全身状態の管理（モニタリング）

装置をつないで、体温や脈拍、呼吸、血圧をモニタリング。重症化の兆しをいち早くキャッチする

軽症であっても一～二週間の入院が必要

急性膵炎は、膵液の消化酵素によって、炎症と膵臓の自己消化が起こっている状態です。自己消化が続くと、膵臓の組織が壊死して、重症化につながります。

炎症を抑えるには、膵液の分泌を抑えなければなりません。食事をとったり水を飲んだりすると、その刺激で膵液が分泌されるため、絶食と安静が治療の基本になります。点滴で水分と栄養を補給しながら、膵臓を休ませます。そのため、軽症でも一～二週間の入院が必要になります。

胆石が原因の急性膵炎では、原因となる胆石をとり除く治療がおこなわれます。

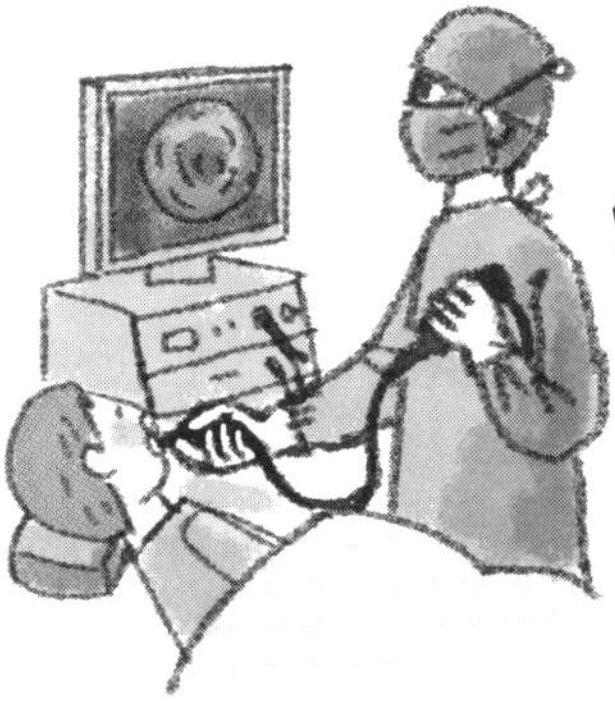

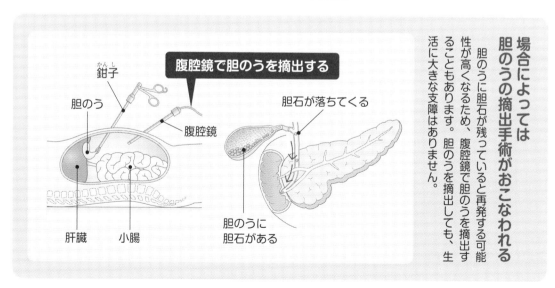

原因除去

つまっている胆石をとり除く

胆石性急性膵炎の場合、症状が落ちついたら、つまっている胆石をとり除きます。内視鏡治療が主流で、体への負担は少なくなっています。

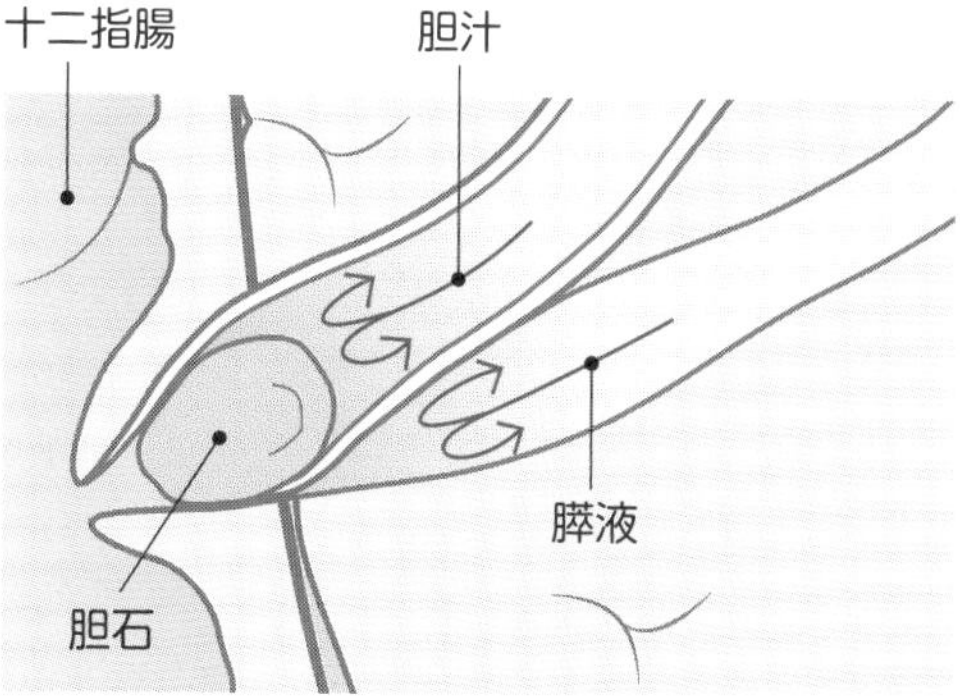

十二指腸乳頭部に胆石がつまっている。胆汁と膵液の流れが悪くなり、膵管に圧がかかり、それが痛みの原因となる

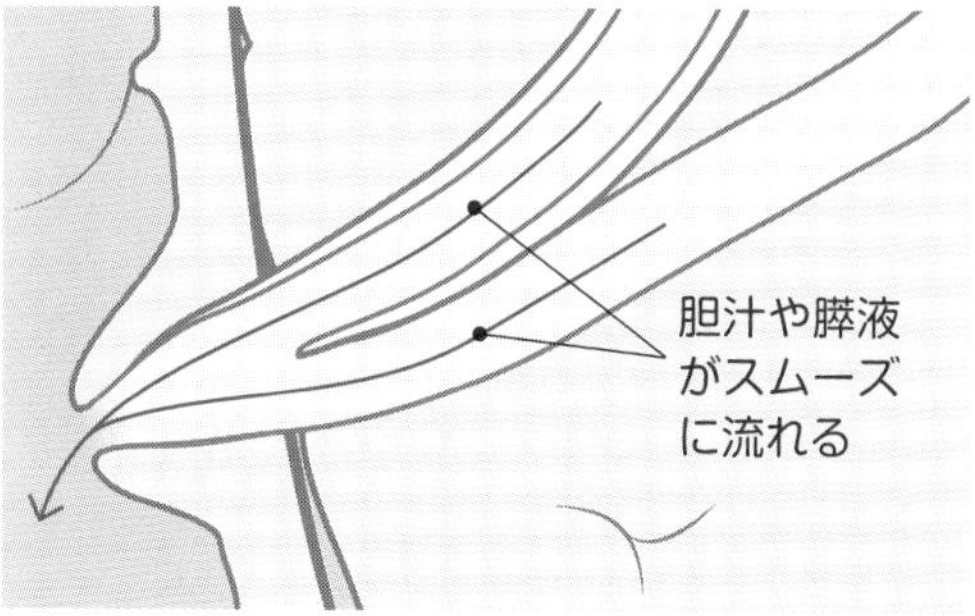

内視鏡で胆石（結石）を除去する（→P54～56）。
胆石をとり除くことで胆汁や膵液の流れが改善される

場合によっては胆のうの摘出手術がおこなわれる

胆のうに胆石が残っていると再発する可能性が高くなるため、腹腔鏡で胆のうを摘出することもあります。胆のうを摘出しても、生活に大きな支障はありません。

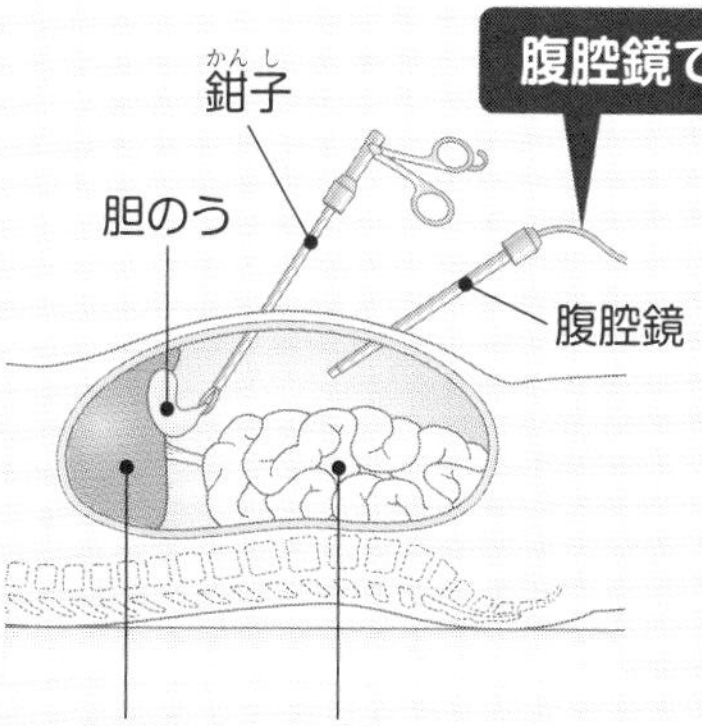

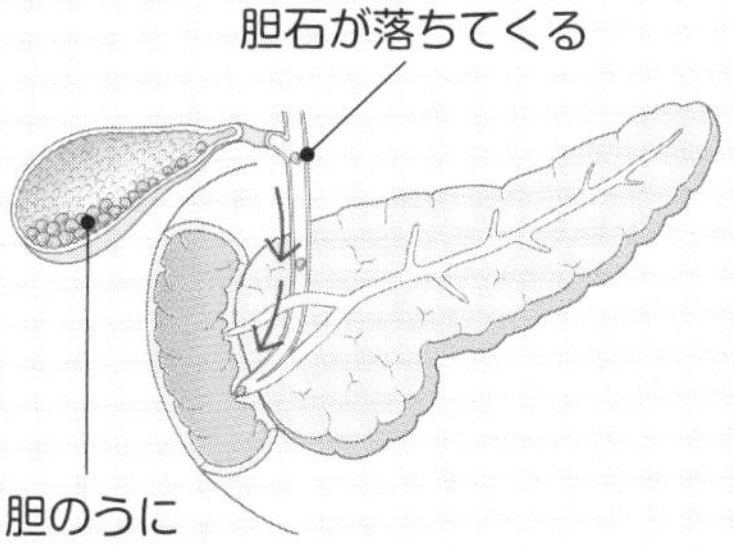

治療② 重症治療・ドレナージ

炎症を鎮め、たまったうみをとり除く

重症の急性膵炎では、多臓器不全や敗血症などの合併症を引き起こすことがあります。全身状態を厳重に管理するとともに、たまったうみを除去する治療も必要になります。

重症治療

他臓器への進行を抑え、命を守る

輸液療法などで、膵臓の壊死や臓器障害を防ぎます。血液浄化療法など特殊な治療もおこなわれます。

栄養を補給する［経腸栄養］

細い管を鼻から腸に挿入し、栄養剤を直接送り込む。絶食が長く続くと、腸内細菌が増えて感染を起こしやすくなるため、重症例では早期から経腸栄養が行われる

全身状態を管理する［モニタリング］

体温、脈拍、呼吸、血圧をモニタリングし、全身状態を厳重に管理する。必要に応じて酸素吸入や人工呼吸器も使用される

ICU（集中治療室）で厳重な全身管理のもと各治療がおこなわれる

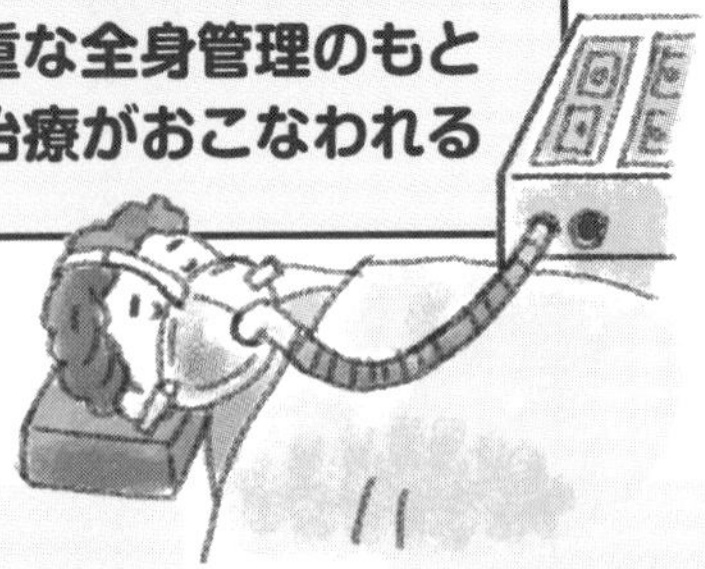

水分を補給する［輸液療法］

炎症により脱水になっているため、大量の水分や電解質などを点滴で投与する

血液中の有害物質をとり除く［血液浄化療法］

腎機能が低下すると、血液中の有害物質が増えるため、血液を体外のろ過装置に送り込んで有害物質をとり除く

多臓器不全をくいとめる治療がメイン

多臓器不全とは、複数の臓器がその機能を果たせなくなった状態をいいます。

膵臓で炎症が起こると、血液中の水分が血管の外にもれ出てきます。すると、十分な血液を臓器に届けることができなくなり、ついには多臓器不全に陥ってしまうのです。

これをくいとめるために、一日四～五ℓもの大量の点滴で水分を補い、血液循環の改善をはかります。また、早期から経腸栄養がおこなわれます。重症の場合、入院期間は一～二ヵ月で、長ければ半年にのぼることもあります。

たまった液体が感染巣になりやすい

全身状態が安定しても、油断はできません。細菌が血液にのって全身に回る「敗血症」を引き起こすと、命にかかわります。

感染巣《かんせんそう》になりやすいのは、炎症によって膵臓の周囲にたまった滲出液やうみ、壊死した膵臓組織などが混じった液体です。液体が袋状になったのう胞が感染することもあります。そこで、これらの貯留物を体外に排出する「ドレナージ」をおこないます。壊死した膵臓組織が感染を起こしている場合は、さらにその部分の除去がおこなわれることもあります。

ドレナージ

おなかにたまった液体を排出する

内視鏡の技術が格段に進歩し、ほとんどのケースで、開腹せずにうみなどの液体を排出することができます（ドレナージ）。

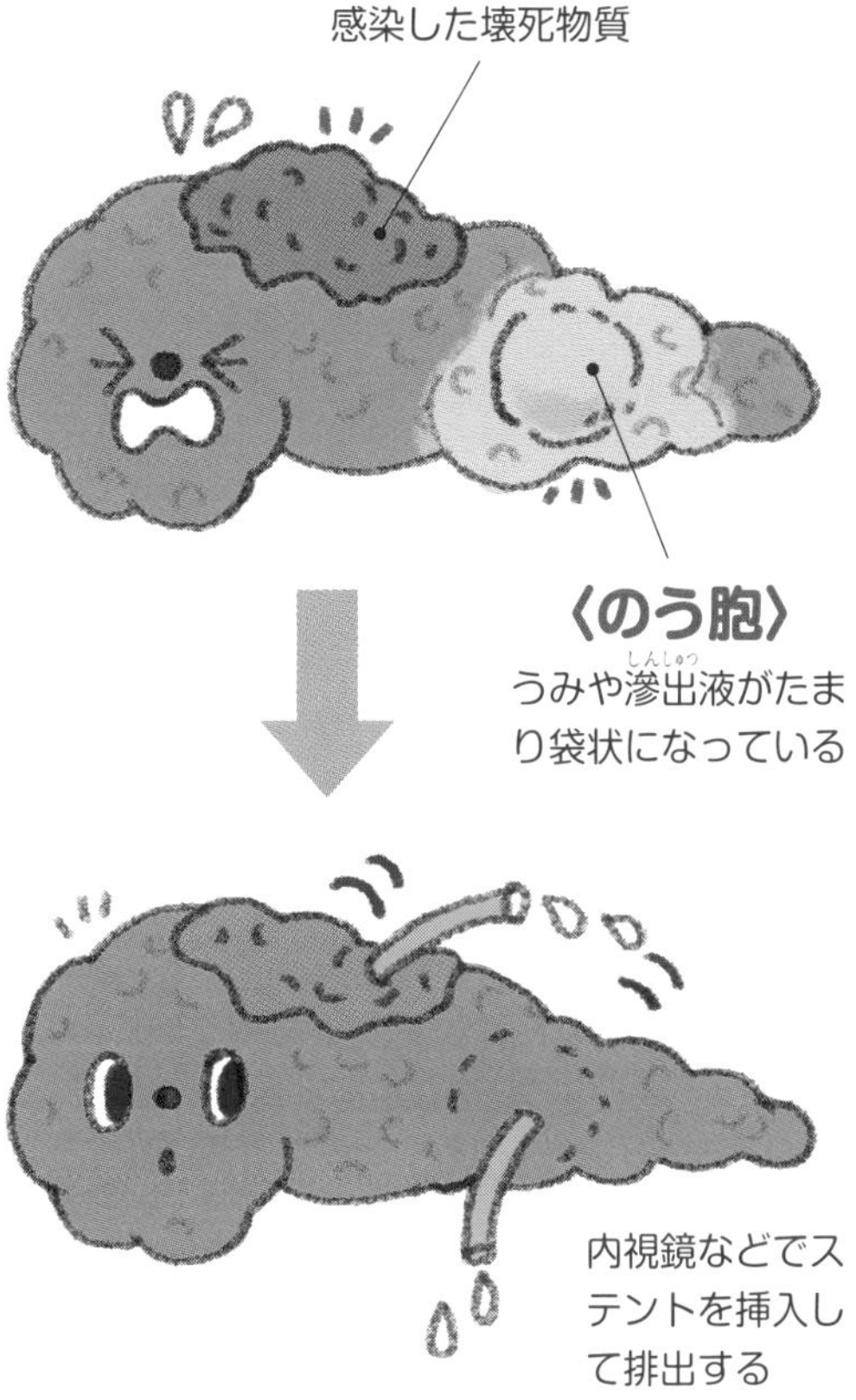
感染した壊死物質
〈のう胞〉
うみや滲出液《しんしゅつ》がたまり袋状になっている
内視鏡などでステントを挿入して排出する

炎症によって膵臓の周囲に滲出液やうみなどの液体がたまり、のう胞を形成することがある。これらの液体を体外に排出させる治療をドレナージという。超音波やＣＴで位置を確認したあと、超音波内視鏡を使ってステント（短い管）を留置し、たまった液体を排出する方法や、おなかに孔《あな》を開け、直接排出する方法もある（→P67）

治療③ 回復期

膵臓を刺激しないよう、白湯からはじめる

膵臓の炎症がおさまったら、飲食を開始して膵臓と体力の回復を促します。ただし、あせりは禁物。症状がぶり返さないように、白湯《さゆ》からはじめ、時間をかけて普通食に戻します。

液体から流動食へ慎重に慣らしていく

痛みなどがなくなり、検査値も正常化すれば、飲食を開始します。とはいえ、いきなり普通食をとることはできません。水分や食べ物が消化管に入ることで、膵臓が刺激され、症状がぶり返してしまうことがあるからです。

そこで、消化酵素薬や胃酸分泌抑制薬などを使いながら、段階的に普通食に戻していきます。

まずは飲み物からはじめて、流動食、おかゆ、普通食へと徐々に進めます。濃い味のものや量が多いと負担になるので、薄味のものから、少量ずつとるようにします。膵臓に負担をかけないよう、慎重に進めることが大切です。

絶食期間と回復期の流れ

絶食期間は軽症なら2～4日、重症だと1ヵ月以上かかることも。飲食を開始し、普通食まで戻せたら退院可能です。

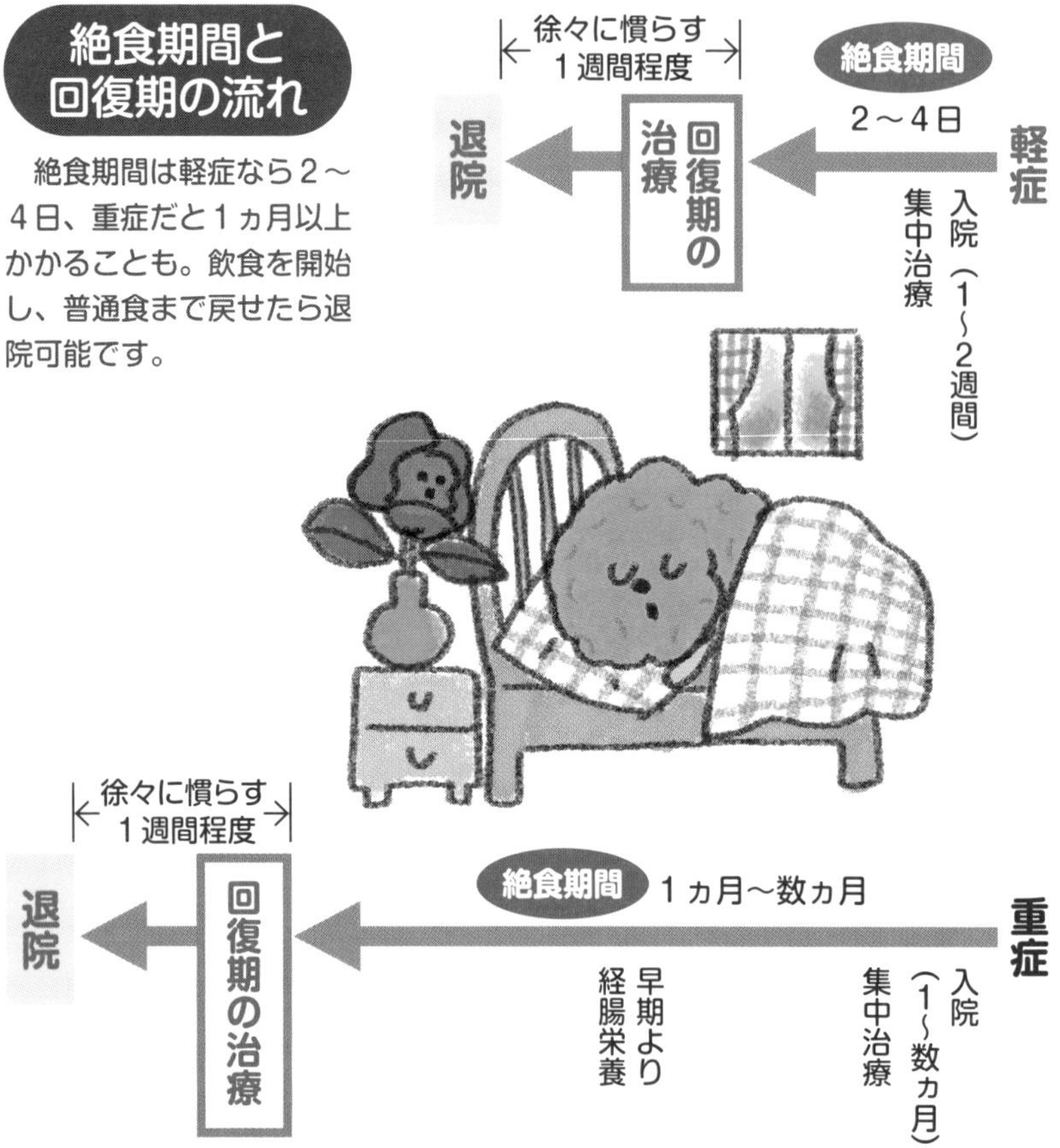

時間をかけて普通食へ戻す

まずは少量の白湯からスタート。翌日、とくに痛みなどの症状がなければ、次の段階へと進みます。

白湯

水を沸騰させただけで、なにも入れていない白湯からはじめる。少しずつ時間をかけて飲む

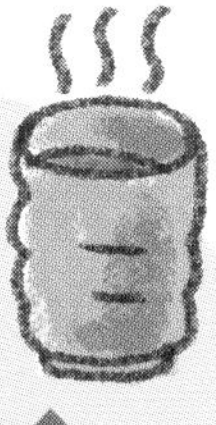

✕ いきなり多量に飲まない

流動食

重湯《おもゆ》やジュース、具のないみそ汁などを少しずつとる。重湯とは、米1に対し、水10～20で炊いたおかゆの上澄みの汁のこと

✕ コーヒーのカフェインや炭酸などは刺激が強いのでNG

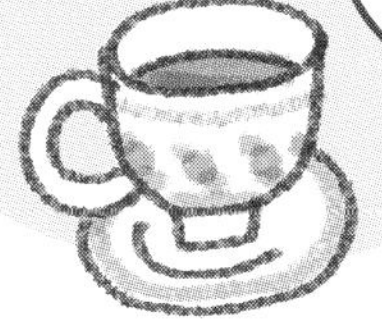

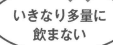

三分がゆ

米１に対し水20、またはご飯１に対し水８の割合で炊いたおかゆ。固形物を少しずつとりはじめる

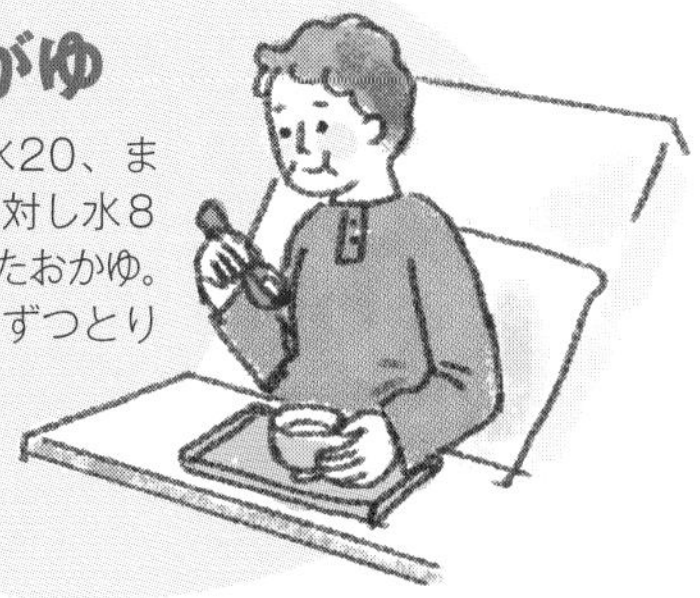

五分がゆ

米１に対し水10、またはご飯１に対し水4の割合で炊いたおかゆ。豆腐のくず煮など、脂肪が少なく消化のよいおかずをそえる。摂取量の目安は1日900kcal

✕ 脂肪が多い食品、消化に時間がかかるものはNG

全がゆ

米１に対し水５、またはご飯１に対し水２の割合で炊いたおかゆ。白身魚や鶏のささ身などの動物性のたんぱく質もとり入れる。摂取量の目安は1日1500kcal

○ 動物性たんぱく質のなかでも、白身魚や鶏のささ身など低脂肪の食品を選ぶ

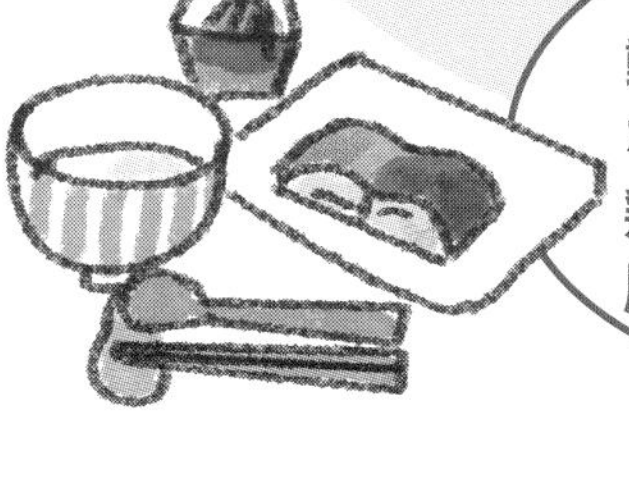

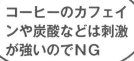

普通食

普通食をとっても症状がぶり返さなければ、退院となる

退院後の食事・生活

飲酒は再発の引き金に。膵臓にやさしい食事を

急性膵炎はいったん治癒しても、再発したり慢性化したりすることがあります。とくに多いのが、飲酒をきっかけにした再発。油っこい食事や不規則な生活にも注意が必要です。

アルコール性急性膵炎は再発しやすい

アルコール性急性膵炎の再発率は高く、半数近くが再発しています。断酒できるかどうかが、ターニングポイントになります。

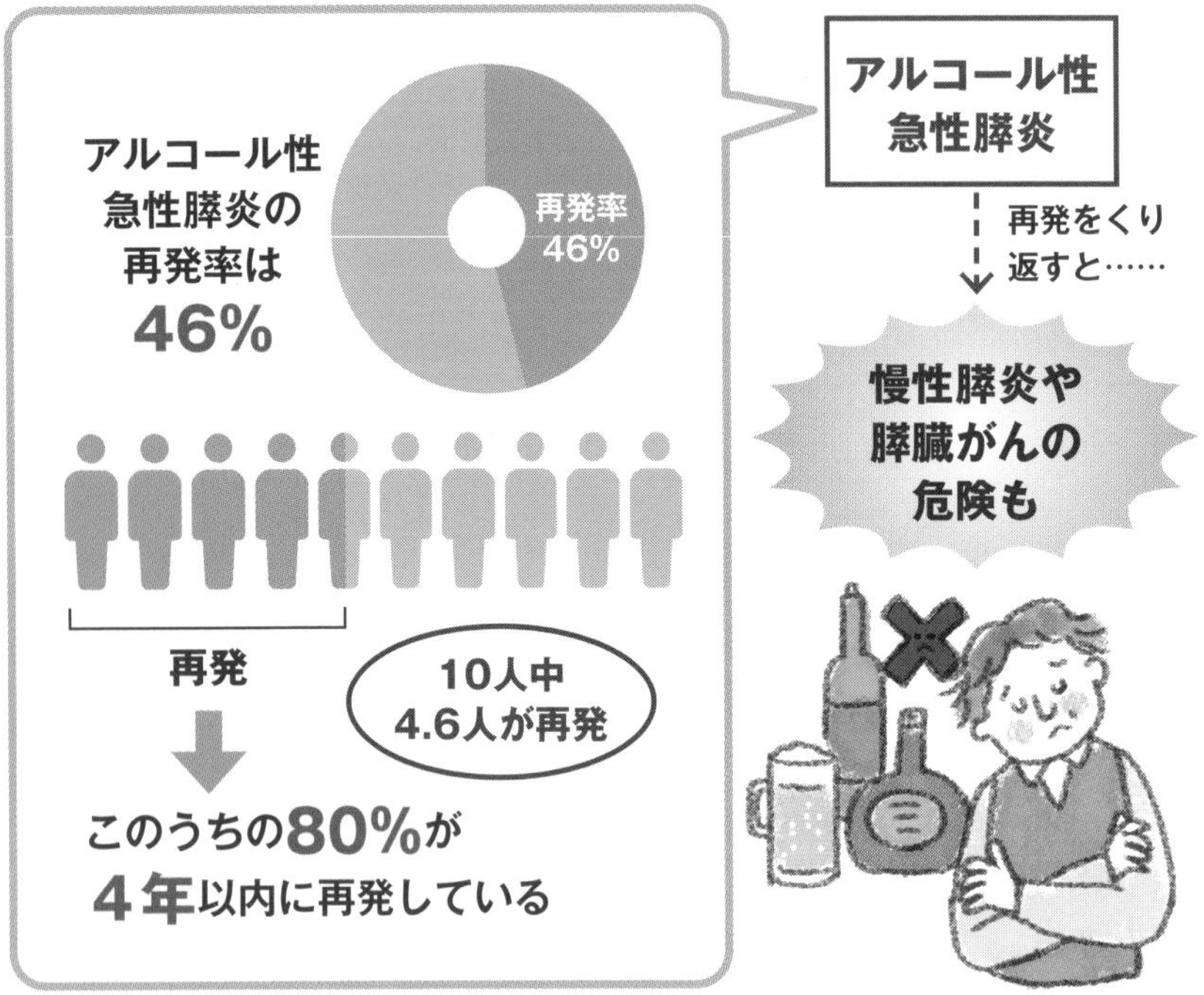

アルコール性急性膵炎の再発率は46%
再発率 46%
再発
10人中 4.6人が再発
このうちの80%が4年以内に再発している
アルコール性急性膵炎
再発をくり返すと……
慢性膵炎や膵臓がんの危険も

重症度が高い人ほど慢性化しやすい

軽症の急性膵炎であれば、膵臓のダメージはほぼ残りません。重症の場合でも、合併症がなければふつうの生活に戻れるでしょう。

ただし、どちらにしても、再発には注意が必要です。再発をくり返すうちに、慢性化することもあります。とくに重症だった人や、お酒をやめられずに再発をくり返す人には、慢性化が多くみられます。慢性膵炎に移行すると、しだいに膵臓の機能が失われて、膵臓がんを引き起こすこともあります。

自分の生活をふり返り、膵臓に負担をかける生活を改善していくことが大切です。定期的な検査も必ず受けるようにしましょう。

膵臓に負担をかけない食事

アルコールと脂肪のとりすぎは、膵臓に負担をかけます。また消化に時間がかかるものも負担になるので避けましょう。

○ たんぱく質をしっかりとる

たんぱく質は、膵臓がつくる消化酵素やホルモンの材料となる。また、傷ついた膵臓の修復にも欠かせない

× 油っこい食事は控える

脂肪の消化は膵臓の大きな負担に。揚げ物などの油っこい食事は控える

○ 断酒する

アルコール性急性膵炎の人は、断酒がいちばんの再発予防になる。胆石症の人も節酒を心がけて

○ 規則正しく3食をとる

不規則な食事だと膵臓が休む時間がなく、疲弊する。食事時間を決めて、規則正しく食事をとる

再発を防ぐ生活

発症前と同じ生活に戻さないことが、再発を防ぐことにつながります。膵臓にやさしい生活に切り替えていきましょう。

× ストレスをためない

ストレスがあると、飲酒につながりやすい。趣味などをもち、上手に解消する工夫を

× 暴飲暴食をしない

暴飲暴食をきっかけに再び激しい痛みを引き起こすことも。腹八分目を心がける

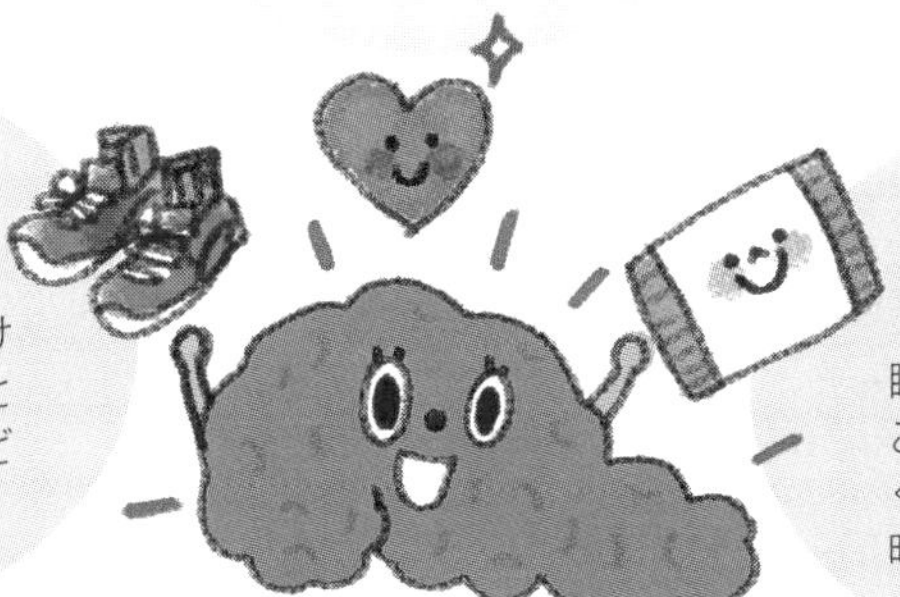

○ 運動を心がける

できるだけ歩く習慣をつける。運動を習慣づけることで、コレステロール値などの改善をはかる

○ 十分な睡眠をとる

睡眠中は飲食物が入ってこないので、膵臓がゆっくり休める。十分な睡眠時間をとる

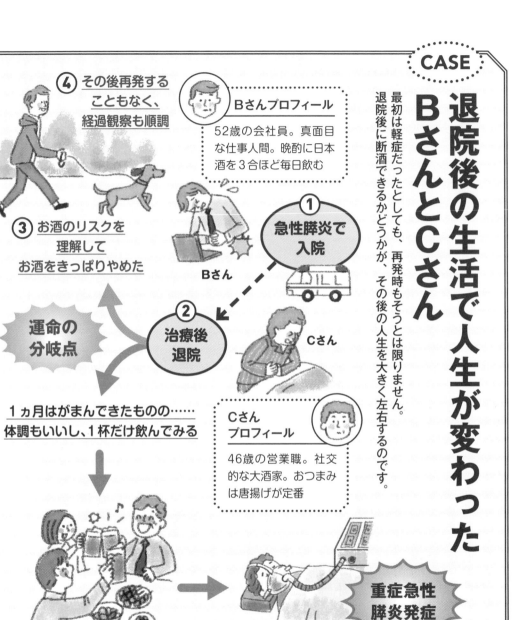

CASE

退院後の生活で人生が変わった BさんとCさん

最初は軽症だったとしても、再発時もそうとは限りません。退院後に断酒できるかどうかが、その後の人生を大きく左右するのです。

① 急性膵炎で入院

Cさん プロフィール
46歳の営業職。社交的な大酒家。おつまみは唐揚げが定番
② 治療後退院
運命の分岐点
③ お酒のリスクを理解して お酒をきっぱりやめた
④ その後再発することもなく、経過観察も順調
１ヵ月はがまんできたものの……
体調もいいし、１杯だけ飲んでみる
③ 日を重ねるうちに……
「もう大丈夫！ 飲もう！」
④ 大量飲酒したその晩
自宅で倒れ意識不明に
重症急性膵炎発症

Bさんプロフィール
52歳の会社員。真面目な仕事人間。晩酌に日本酒を３合ほど毎日飲む

3

慢性膵炎

慢性膵炎は膵臓の細胞が徐々に破壊されて、線維化する病気です。
進行すると、膵液やホルモンが分泌されなくなり、
消化吸収障害や糖尿病を引き起こします。
いちばんの原因は飲酒。
手遅れになる前にお酒をきっぱり断ち、
膵臓に負担をかけない食事や生活に切り替えていくことが大切です。

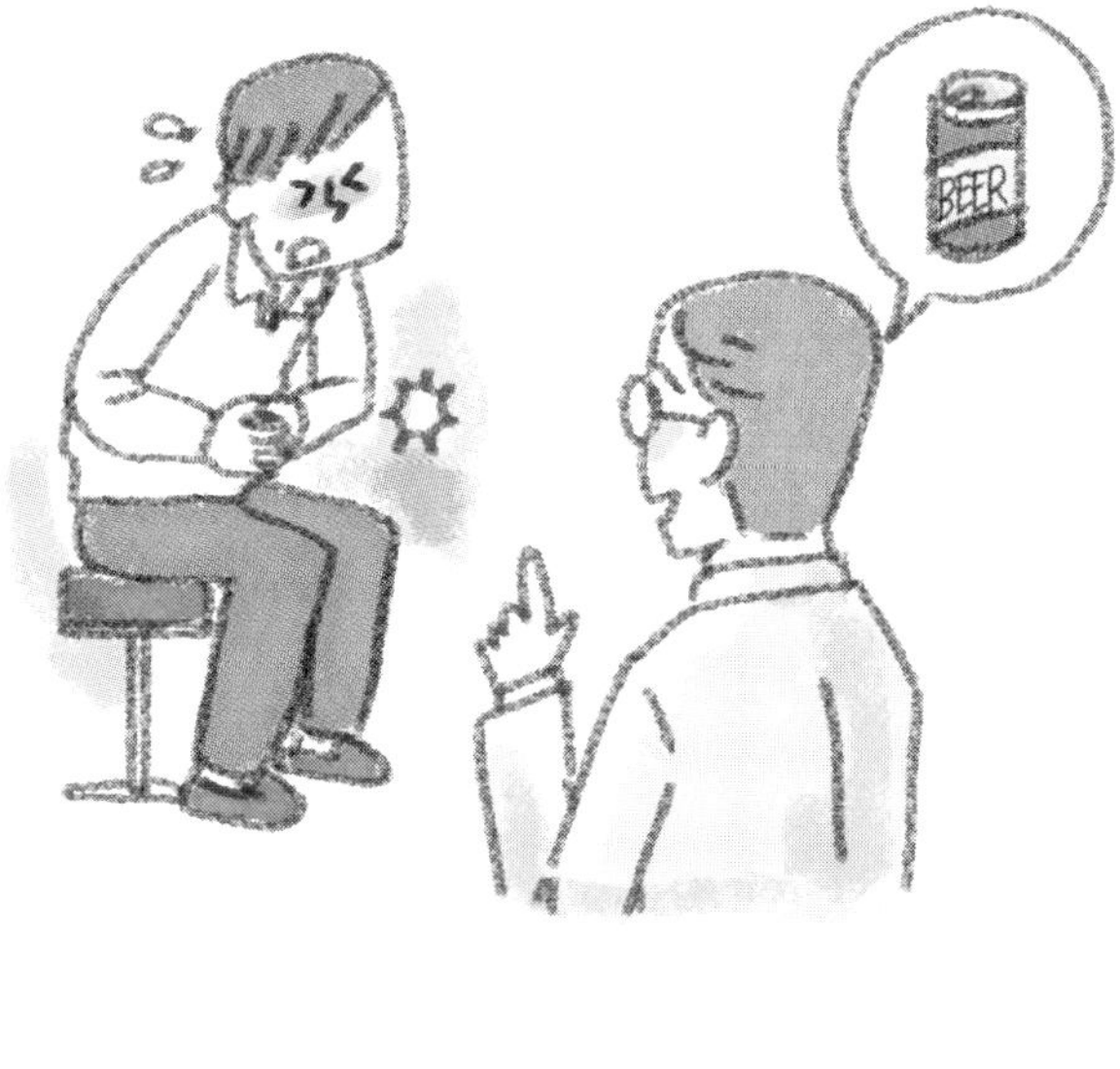

慢性膵炎とは

炎症をくり返すことで膵臓が衰えていく

炎症が一気に高まる急性膵炎に対し、小さな炎症を慢性的にくり返すのが慢性膵炎です。膵臓の正常な細胞が、長い時間をかけて破壊され、その機能を果たせなくなります。

時間をかけて進行する。大半はアルコールが原因

慢性膵炎は、五〜一五年かけてゆっくり進行する病気です。膵臓で小さな炎症がくり返し起こり、正常な組織がかたい線維組織におきかえられていきます（線維化）。

ある程度まで進行すると、線維化した組織は、治療をしても元には戻りません。やがては膵機能が低下し、消化吸収障害や糖尿病を引き起こします。さらに、膵臓がんのリスクも非常に高くなります。

慢性膵炎の六割以上は、アルコールが原因。重くて鈍い痛みが、おなかや背中にくり返し現れます。また、吐き気や下痢、体のだるさが慢性的に続き、体重減少や糖尿病などの合併症も現れてきます。

慢性膵炎の危険因子

慢性膵炎でもっとも多い原因はアルコール。10年以上にわたるお酒の飲み過ぎが、少しずつ膵臓をむしばんでいくのです。

- 10年以上ほぼ毎日お酒を飲んでいる
- 油っこい食事＋飲酒

1日5ドリンク（エタノール60ｇ）以上で発症率が高くなる

●１ドリンクの目安（→P30）

- 胆石症がある
- 膵臓病の既往歴がある

▼慢性膵炎の原因と割合

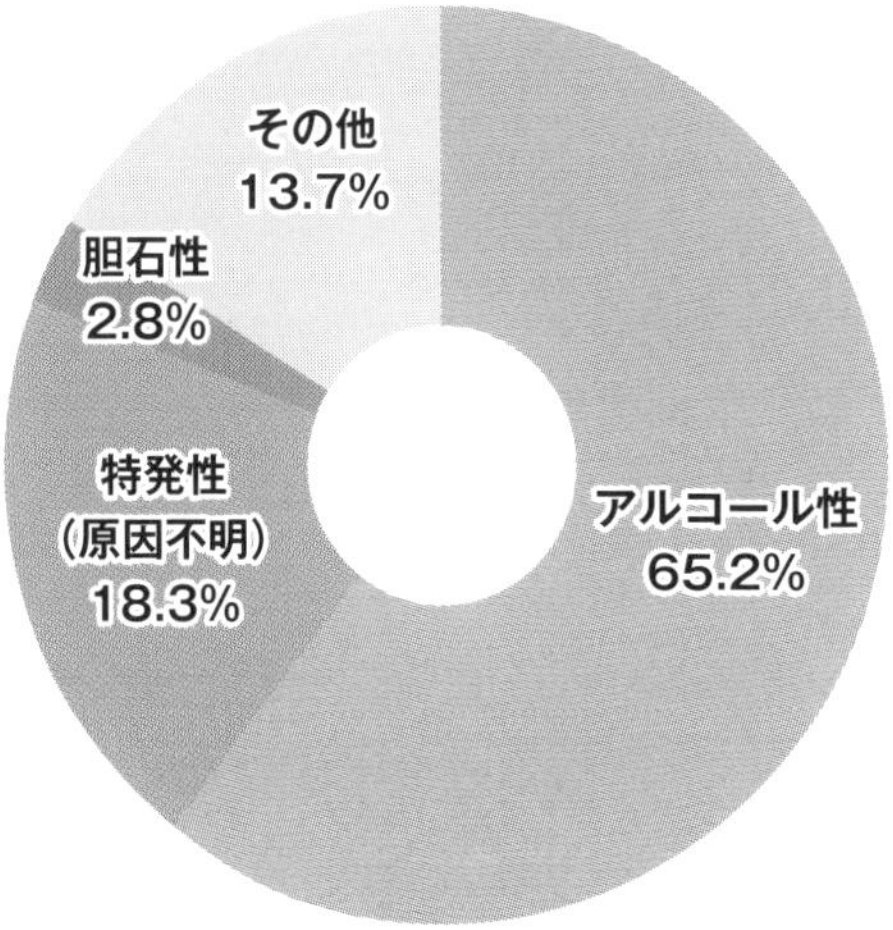

原因の60％以上がアルコールによるもの。慢性膵炎は男性の大酒家に多い病気だが、近年は女性や高齢者にも増えている

（『専門のお医者さんが語るQ&A 膵臓の病気 改訂新版』小泉勝著 保健同人社「慢性膵炎の主な成因」より作成）

長い時間をかけて膵臓がダメージを受ける

大量のアルコールや脂肪を摂取する生活が続くと、膵臓に負担がかかり、炎症がくり返し起こります。傷ついた組織の修復のために線維化が進むと、外分泌機能や内分泌機能が低下して、消化吸収障害や糖尿病などの合併症が起こるのです。

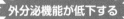

〈危険因子によるダメージ〉

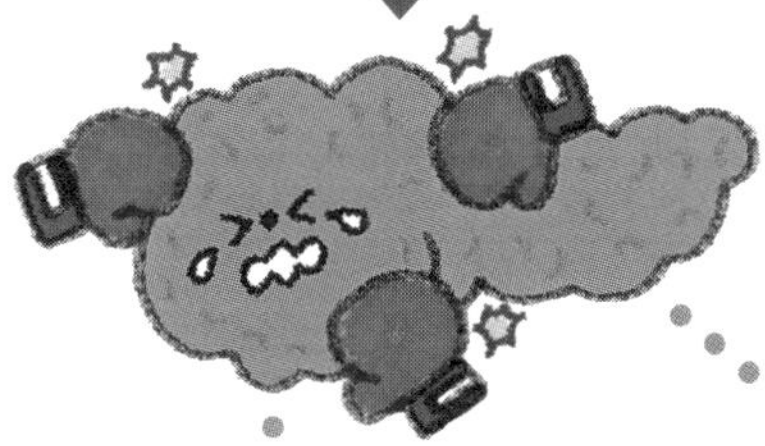

外分泌機能

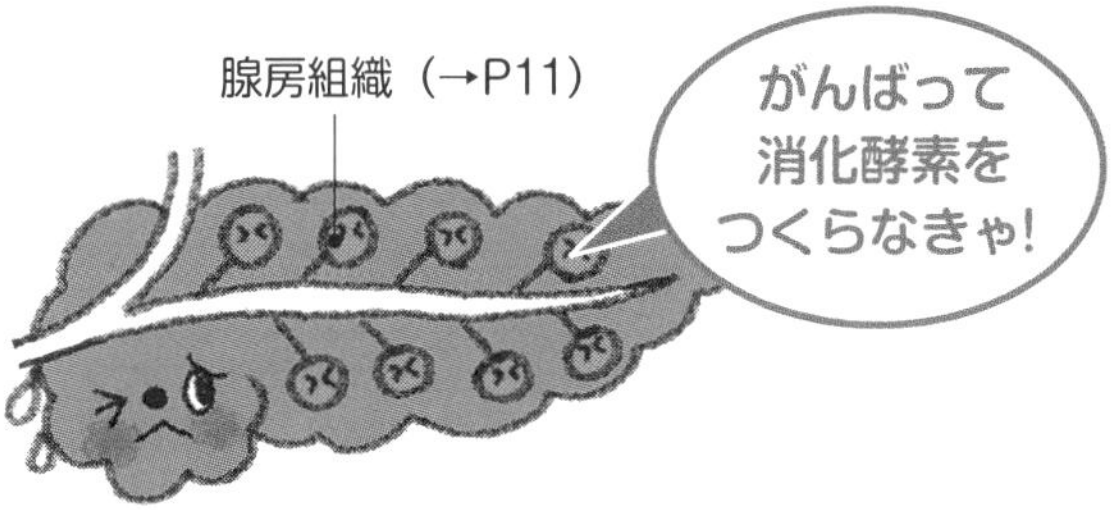
腺房組織（→P11）
がんばって消化酵素をつくらなきゃ!

消化酵素の濃度が高くなる

↓

膵管内に膵酵素の主成分がたまる→たんぱく栓

↓

たんぱく栓にカルシウムが沈着して膵石ができる

膵管に圧がかかり、炎症が起こる

↓

腺房組織が破壊され膵液をつくれなくなる

外分泌機能が低下する

↓

- 膵管が拡張・狭窄したり、のう胞ができたりする
- 消化吸収障害が起こる

内分泌機能

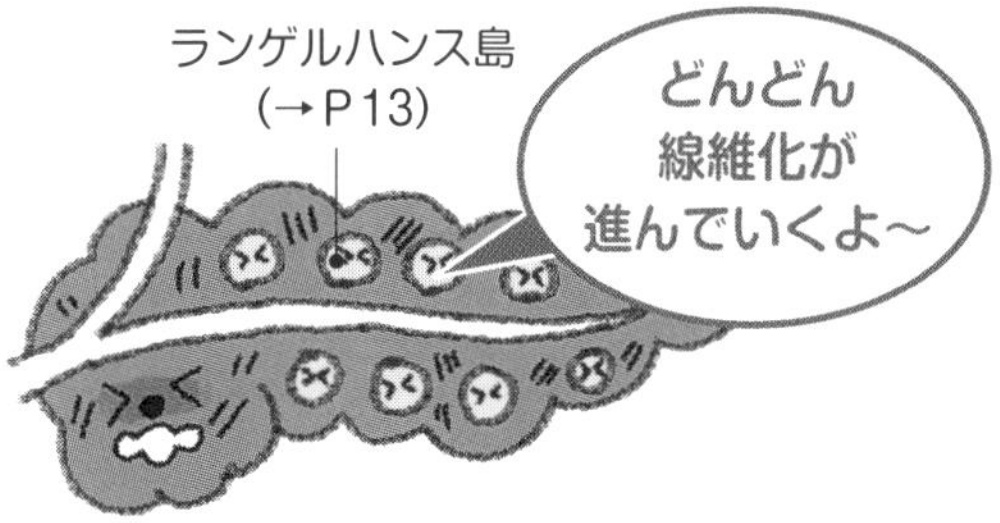
ランゲルハンス島（→P13）
どんどん線維化が進んでいくよ～

炎症によって組織の線維化が進むとホルモンをつくるランゲルハンス島も破壊される

↓ 内分泌機能が低下する

インスリンなどのホルモンをつくり出せなくなる

↓

糖尿病を発症する

診断と病期

画像検査や膵機能検査などから診断する

慢性膵炎の診断は、画像検査が中心です。膵臓の石灰化、膵管の拡張や狭窄、結石（胆石や膵石）などの特徴的な変化を確認します。慢性膵炎の診断がついたら、進行具合から病期を見極めます。

慢性膵炎の診断のポイント

超音波検査やＣＴ・ＭＲＩ・ＭＲＣＰ検査（→P24）などで、膵臓全体や膵管を観察します。あわせて膵機能検査をおこない、症状や飲酒歴などから診断をつけます。

画像検査でみられる変化

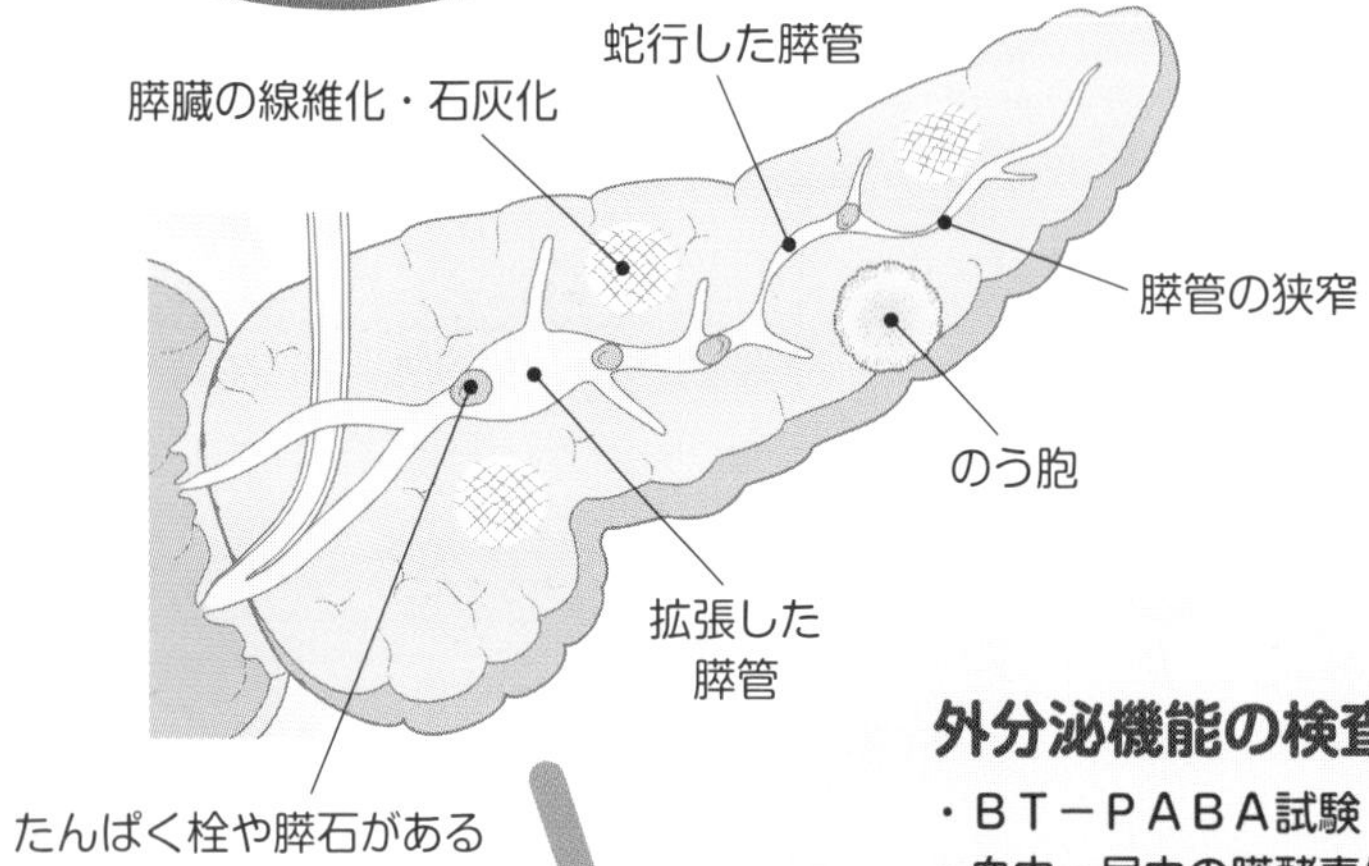

外分泌機能の検査

・ＢＴ－ＰＡＢＡ試験
・血中・尿中の膵酵素値

血中・尿中のリパーゼやアミラーゼなどの膵酵素を調べる。ＢＴ－ＰＡＢＡ試験は薬を服用して尿をため、尿中の膵酵素を調べる検査

症状や飲酒歴

・腹痛などの症状
・1日５ドリンク（エタノール60ｇ）以上の習慣的な飲酒歴（ビールなら中瓶3本、日本酒なら3合程度を毎日飲酒）

診断

病期が推測される

内分泌機能の検査

・空腹時血糖値　・ブドウ糖負荷試験

空腹時やブドウ糖摂取後に血液を採取し、血糖値やインスリン分泌量を調べる。インスリン分泌量が低下していれば、糖尿病が疑われる

慢性膵炎の病期と膵臓の状態

慢性膵炎はゆっくり進行します。膵機能の低下に伴って、現れる症状の種類や程度が変わるのが特徴です。

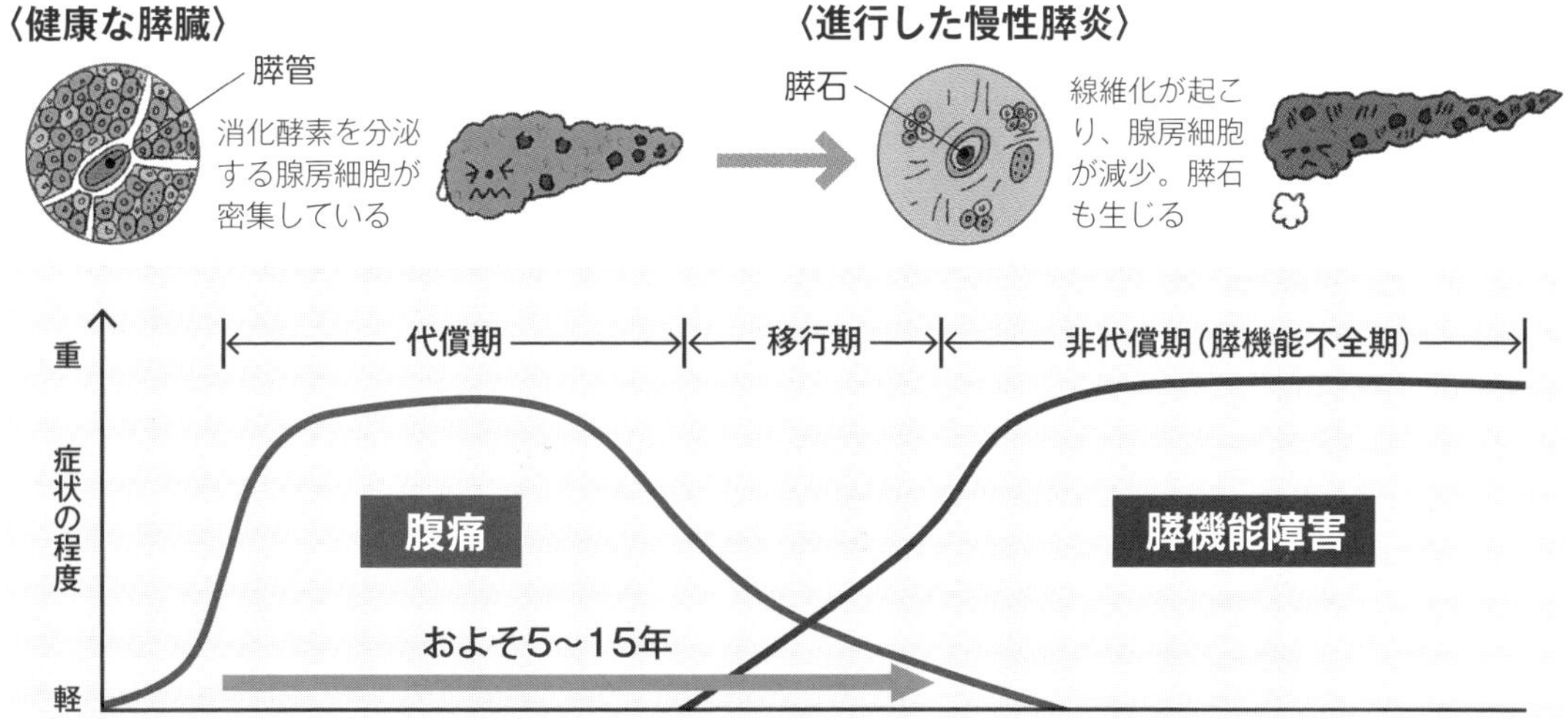

早期慢性膵炎

代償期の特徴
- 腹痛や背中の鈍痛をくり返す
- 激しい腹痛が起こることもある
- 下痢、嘔吐、発熱を伴う

移行期の特徴
- 症状が軽くなる
- 一見よくなったようにみえる

非代償期の特徴
- 腹痛が軽減する
- 糖尿病の症状（口が渇く、尿量が増える）
- 消化吸収障害や下痢
- 体重減少・脂肪便

三つの病期に分けられる

慢性膵炎の病期は、代償期、移行期、非代償期に分けられます。

代償期は線維化がはじまっているものの、残っている細胞が膵機能をまかなっている状態です。

一方、非代償期は、正常な膵細胞が失われ、膵機能をまかなえない状態です。内分泌機能も外分泌機能も極度に低下し、消化吸収障害や糖尿病を引き起こします。

移行期は、代償期から非代償期に移行する時期をさします。また最近では、ごく初期段階の慢性膵炎を早期慢性膵炎と呼んでいます。

悪化するほど腹痛は軽くなる

代償期では、膵液の流れが滞って膵管に圧がかかることで、痛みが生じます。しかし、非代償期では正常な細胞はほとんど失われ、膵液もほぼ分泌されません。そのため、病気が進むほど、腹痛などの痛みは軽くなるのです。

治療方針

代償期、非代償期に応じた対処が必要

代償期と非代償期で現れる症状がちがうので、それぞれに応じた治療をおこないます。病期にかかわらず必要なのが、基本的生活療法。これは一生続けていくものだと考えてください。

基本的生活療法が治療のベースとなる

慢性膵炎は徐々に進行していく病気で、ある程度まで進行すると、失った機能が元に戻ることはありません。そこで、病気の進行を最小限にとどめ、膵機能を守ることが治療の目的となります。

もっとも大切なのは、生活のなかで膵臓に負担をかけないことです。これまでと同じ生活を続けていては、病気の進行を抑えることはできません。

病期にかかわらず、断酒や禁煙を徹底し、脂肪の多い食事を控えるなどといった「基本的生活療法」が治療のベースとなります。膵臓の状態をよく理解し、生活改善にとり組んでいきましょう。

代償期の治療

（→ P52〜57）

痛みに対する薬物療法が中心です。急性の炎症の場合は入院が必要。炎症の原因をとり除く治療もおこなわれます。

膵機能が残っている
↓
腹痛による痛みがある
↓
痛みの治療＋原因治療

治療の目標
- 膵臓の障害を進行させない
- 治療によって膵機能を回復させる

慢性的な腹痛がある
- 痛みを緩和する
- 炎症を抑える

→ 薬物療法（→P52）

- 結石がある
- 膵管の狭窄がある

→ 内視鏡治療（→P54〜57）
体外衝撃波（→P56）

急性的な激しい腹痛がある
- 急性膵炎に準じた治療（→P34〜37）

代償期、非代償期では治療法が異なる

代償期では、おなかや背中の痛みがしばしば現れるので、その治療が中心になります。また、結石や膵管の狭窄など、膵臓そのものに問題がある場合は、それらをとり除く治療もおこなわれます。

非代償期では痛みが起こらない代わりに、消化吸収障害や糖尿病などの合併症が現れます。膵機能を補う薬を用いながら、合併症に対する治療が進められます。

▼慢性膵炎の治療のとらえ方

基本的生活療法
(→ P50)

断酒、禁煙、低脂肪の食事が３原則。基本的生活療法は、病期にかかわらず、一生続けていく必要がある

＋ **非代償期の治療**

＋ **代償期の治療**

基本的生活療法をベースに、それぞれの病期に応じた治療がおこなわれる

非代償期の治療
(→ P58)

低下した膵機能を薬で補う薬物療法が中心です。消化吸収障害や糖尿病などの合併症の治療もおこなわれます。

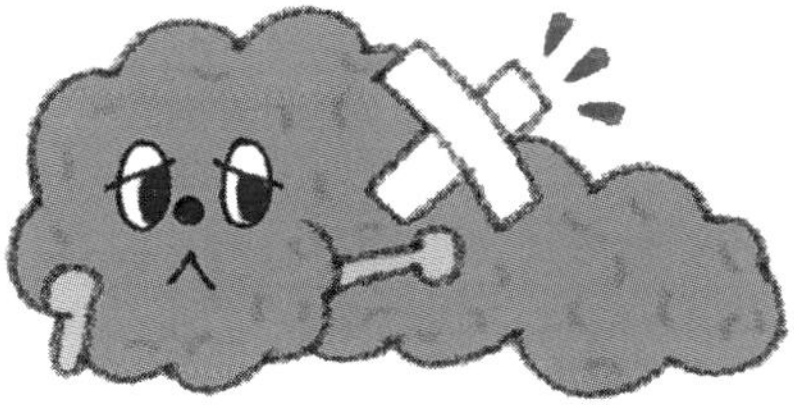

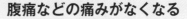

膵機能の低下による合併症がある

・消化吸収障害や膵性糖尿病の治療
(→P58)

膵機能が弱っている

↓

腹痛などの痛みがなくなる

↓

低下した機能を補う治療＋合併症の治療

治療の目標

・残っている膵機能を守る
・膵機能の低下によって起こる合併症の治療

基本的生活療法

断酒は絶対。飲酒習慣は寿命を縮める

膵臓にいちばん負担をかけるのは、アルコールですから、病気の進行を防ぐには断酒が不可欠です。また、脂肪のとりすぎや喫煙、不規則な生活、ストレスも膵臓に負担をかけます。

基本的生活療法 10 のポイント

10のポイントを続けると、腹痛発作の回数や強さの軽減につながります。ひとりでは難しいので、家族や周囲の理解と協力が大切です。

× 節酒　○ 断酒

1 Point　お酒をきっぱりやめる

飲酒を続ける人は糖尿病を合併する確率が高くなる。「節酒」では膵機能を維持することが難しいので、一滴も飲まない「断酒」が必要

アルコール性慢性膵炎と診断

- **すぐにやめた人** → **再発なし**
  - ・膵機能は維持
  - → **慢性膵炎と上手につきあっていくことができる**
- **しばらくして飲みはじめた人** → **再発**
  - ・膵臓の破壊が進む
  - → **寿命が10年短くなる。膵臓がんのリスクも10倍に**

アルコール依存症のサイン

- ・飲酒量が増えた
- ・飲まないと不眠や不快な症状が出る
- ・朝に気分が落ち込む
- ・早い時間から飲酒する
- ・家族が出かけたあとに飲酒する

お酒をやめなければ進行は止められない

基本的生活療法とは〝膵臓にやさしい生活〟に切り替えることです。とくに重要なのが断酒です。お酒を飲んでいる限り、慢性膵炎の進行を止めることはできません。逆に断酒に成功した人は、そうでない人よりも糖尿病合併率が低く、予後がよいことがわかっています。

まずは断酒を周囲に宣言しましょう。定期的に通院して担当医に状況を報告したり、断酒会に参加したりするのも、モチベーションの維持に役立ちます。また、アルコール依存症の人も多く、その場合は、専門の治療施設で断酒補助剤などを用いた治療が必要です。担当医に相談してみてください。

Point 2 脂肪のとりすぎに注意する

肉類はヒレなど脂肪の少ない部位を選び、揚げ物などは控える。洋菓子や菓子パンも脂肪が多いので避ける

Point 3 食事のバランスを考え、良質のたんぱく質をとる

卵、牛乳、肉類、魚類、豆類などは良質なたんぱく質を含むが、脂肪も含まれているのでとりすぎに注意する。エネルギー源には、ご飯やめん類などの炭水化物が最適。消化吸収が早く、膵臓に負担をかけずにすむ

Point 4 たばこは吸わない

喫煙は膵臓の石灰化や糖尿病にかかわる危険因子。やめられない人は、専門の医療機関で治療を受ける

Point 5 よくかんでゆっくり食べる

よくかんでゆっくり食べれば満腹中枢が刺激されて、肥満予防に。唾液の分泌もよくなるので消化にもよい

Point 6 腹八分目を意識する

暴飲暴食は膵液の分泌を促し、膵臓に負担をかける。腹八分目を常に意識する

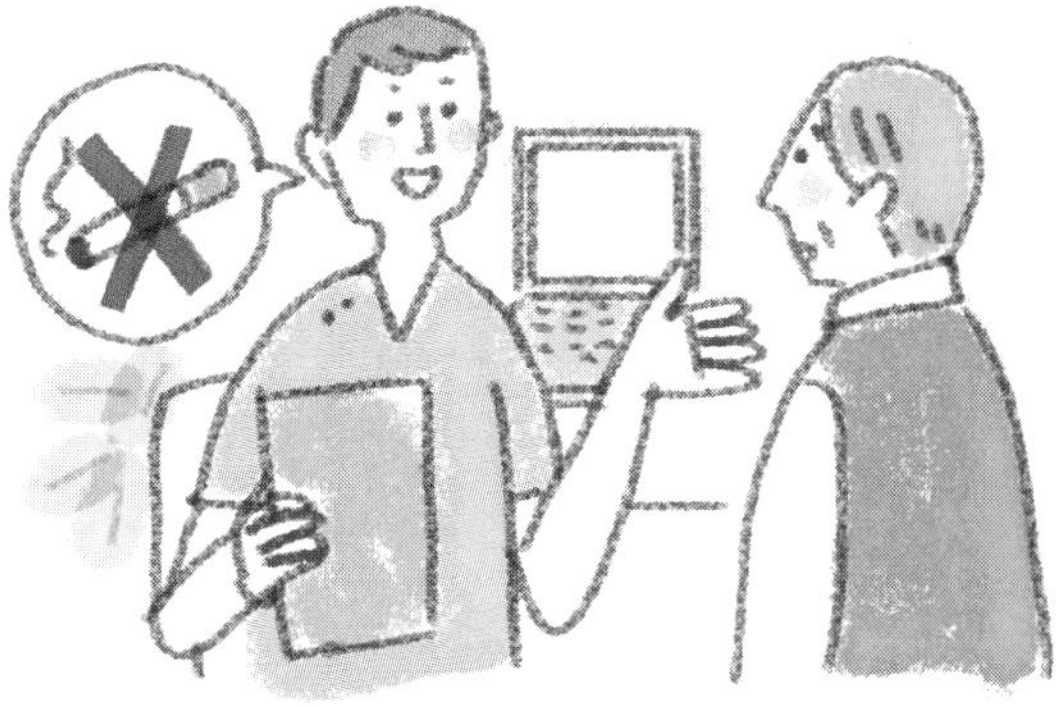

Point 7 規則正しい生活を心がける

睡眠時間を十分に確保する。不規則な食事は膵臓に負担がかかるので、食事時間にも配慮する

Point 8 刺激物は控える

カフェインや炭酸飲料、とうがらしなどの香辛料は膵臓を刺激するので控える

Point 9 ビタミン不足に注意する

脂肪を制限すると、脂溶性ビタミン（ビタミンA、D、E、K）が不足しがち。緑黄色野菜や納豆などで補う

Point 10 ストレスを解消する趣味をつくる

お酒やたばこ以外のストレス解消法をみつける。散歩やゴルフなど体を動かすものがよい

代償期の治療①

痛みを抑え、炎症を鎮めて膵臓を守る

正常な細胞が残っている代償期では、しばしば腹痛発作がみられます。急性の激しい痛みなら入院が必要ですが、多くは通院による薬物療法と基本的生活療法で痛みをコントロールします。

代償期にみられる急性増悪期と間欠期

代償期には、痛みが強く現れる急性増悪期と痛みが軽くなる間欠期があります。薬物療法で間欠期を持続させ、膵機能の低下を遅らせます。

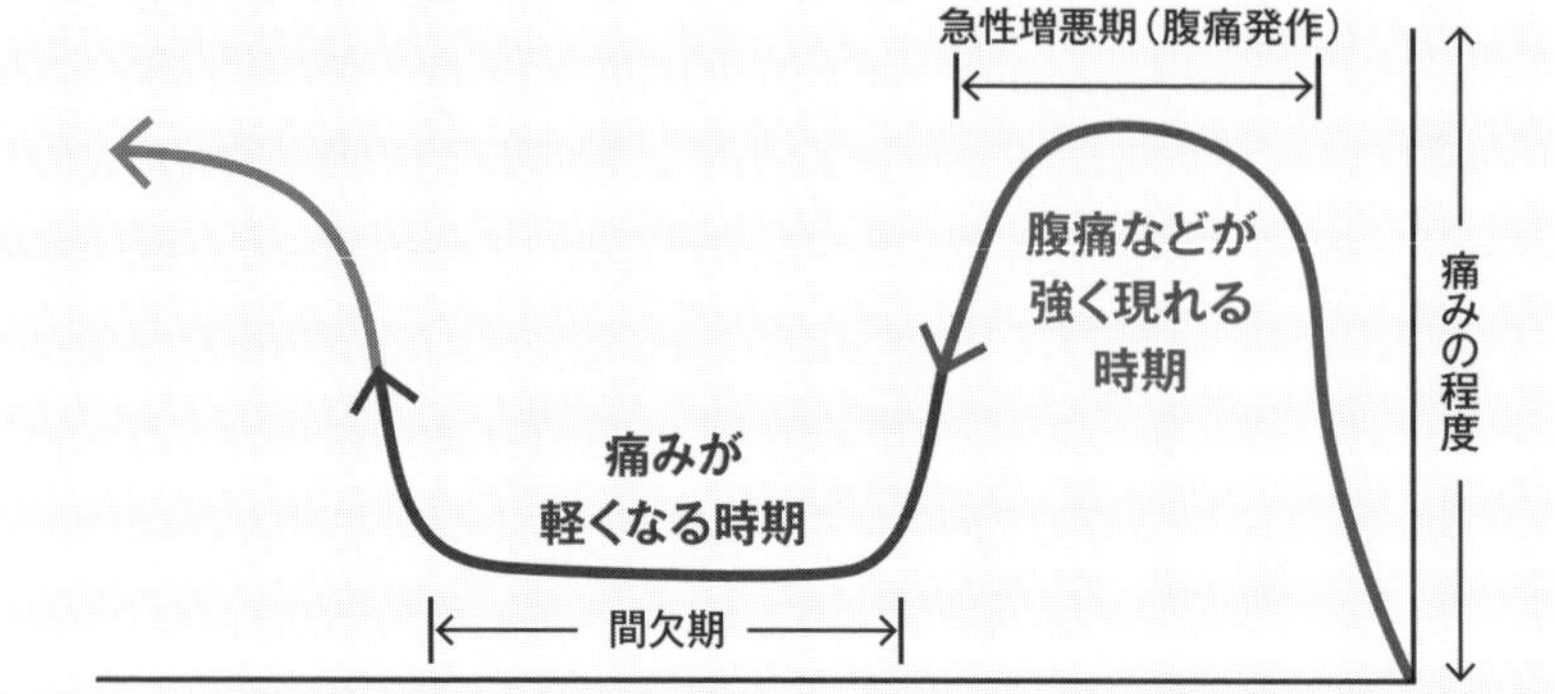

基本的生活療法 ＋ 薬物療法

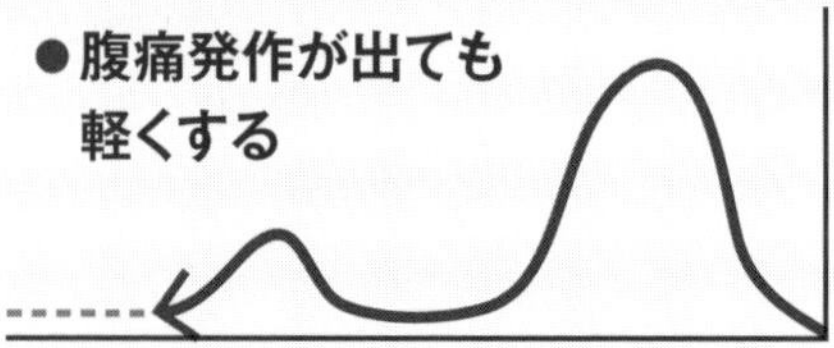

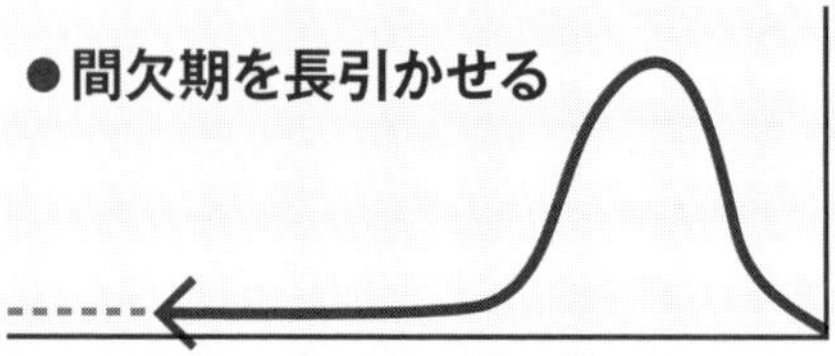

すでに膵臓が弱っている状態で腹痛発作が起こると、ダメージはさらに大きくなる。膵臓への負担を減らし、発作を防ぐことが大切

腹痛発作の治療

腹痛発作は、膵液の流れが滞り炎症が起こっているサイン。入院して絶食・安静を保ち、炎症の進行をくいとめる治療をおこなう

↓

急性膵炎に準じた治療
（→P34〜37）

膵臓の負担を軽くする薬物療法

痛みは複数の要因がからみ合って起こることが多いので、薬も複数を組み合わせます。医師の指示どおりにきちんと服用してください。

炎症を抑える薬

［鎮痛薬］［鎮痙《ちんけい》薬］

十二指腸乳頭部の緊張をとり除いて膵液の流れを改善し、痛みをやわらげる。非ステロイド性消炎鎮痛薬や抗コリン薬などがあり、痛みの強さで使い分ける

痛みを抑える薬

［たんぱく分解酵素阻害薬］

痛みの原因となる炎症を抑える薬。膵液に含まれるたんぱく分解酵素の働きを抑えることで、膵臓の自己消化をくいとめることができる

不安を改善する薬

［抗不安薬］

患者さんのなかには、痛みや病気に対する不安感を抱えている人、また、イライラが強い人もいる。痛みを強く感じやすくなるので、抗不安薬などでやわらげる

消化を助ける薬

［消化酵素薬］［制酸薬］

膵液の分泌低下を補うのが、消化酵素薬。制酸薬は強い酸性の胃酸を中和し、消化酵素が働きやすい環境をつくる薬。どちらも非代償期にも用いられる

炎症や痛みを緩和し、病気の進行を抑える

膵臓の線維化が起こると、正常な組織や膵管が圧迫され、膵液の流れが悪くなります。その結果、膵管の内圧が高くなって炎症や痛みが起こります。代償期の治療では、原因となる炎症を鎮め、痛みを緩和する治療が中心になります。炎症を鎮めることは、病気の進行を抑えることにもつながります。

また、闘病が長くなり、不安などの症状がある場合は、必要に応じて抗不安薬などが処方されます。

痛みが軽くても定期的な経過観察が必要

一般に慢性膵炎の痛みは、急性膵炎に比べると軽いものですが、軽視してはいけません。定期的に通院し、経過をみながら鎮痛薬などでコントロールします。ただ、慢性膵炎でも急性の炎症が生じ、激痛が起こることがあります。このような急性増悪期には、入院して炎症を鎮める治療が必要です。

代償期の治療②

痛みの原因となる結石をとり除く

痛みの原因のひとつが、消化液の成分が固まった結石です。かつては開腹手術で結石を除去していましたが、現在は体に負担の少ない内視鏡治療が主流になっていて、さまざまな方法があります。

膵管の出口を広げて結石を除去する

膵管の出口は非常に細く、針の穴ほどしかありません。そこで、内視鏡を使って膵管の出口を広げ、つまった結石を排出します。

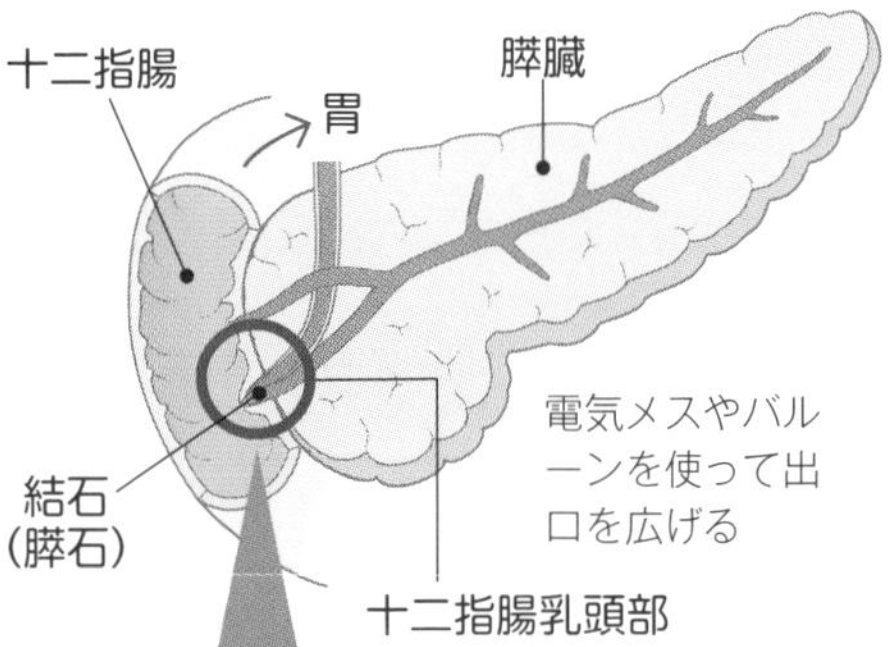

乳頭切開術

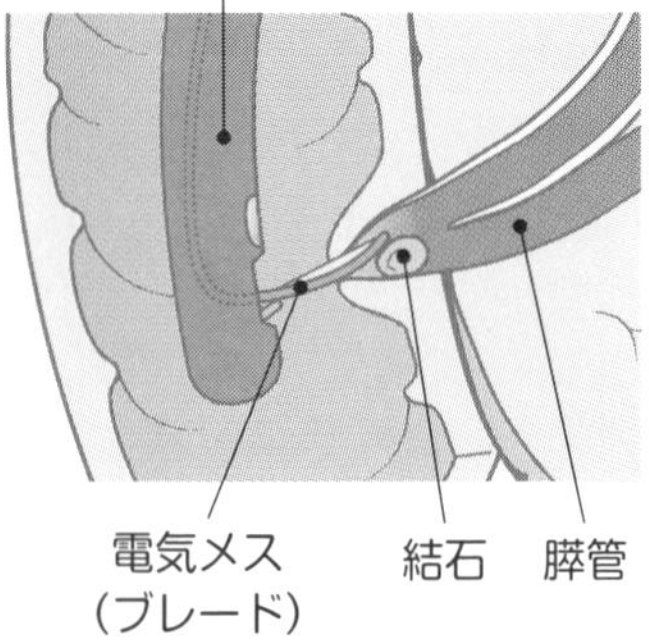

十二指腸まで内視鏡を挿入する。鉗子孔から電気メスを出し、乳頭部を切開して膵管の出口を広げる

内視鏡（側視鏡の構造）

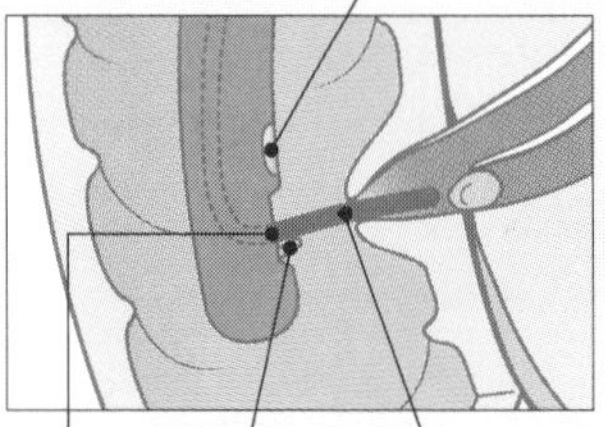

側面にある鉗子孔から膵管鏡やさまざまな器具を出し入れできる

乳頭バルーン拡張術

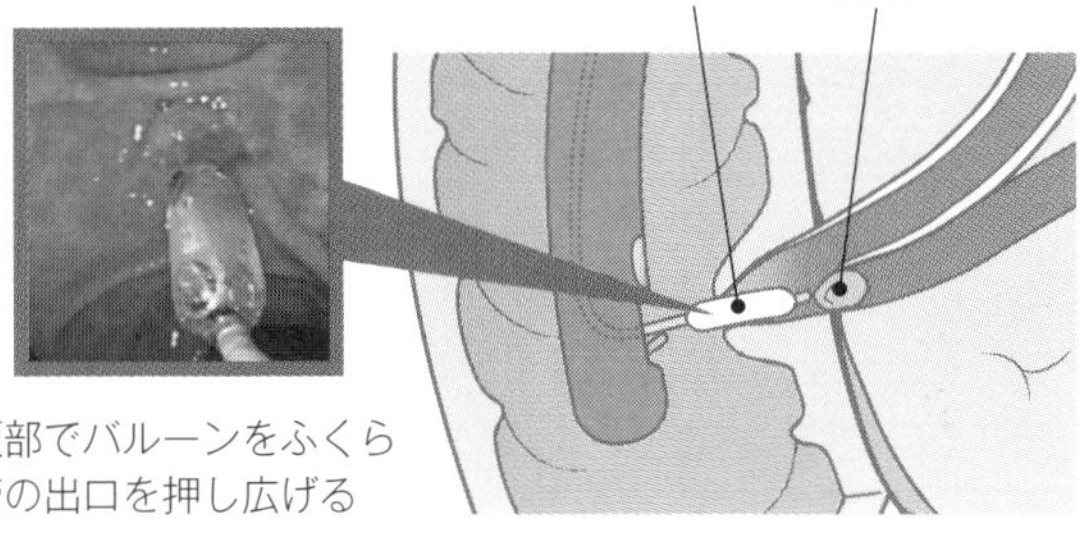

十二指腸乳頭部でバルーンをふくらませて、膵管の出口を押し広げる

膵管の奥にある結石をとらえる

膵管の奥のほうに結石がつまっている場合は、膵管の出口を広げる治療をしてから、バスケット鉗子やバルーンで結石をとり除きます。

方法1 バスケット鉗子でキャッチする

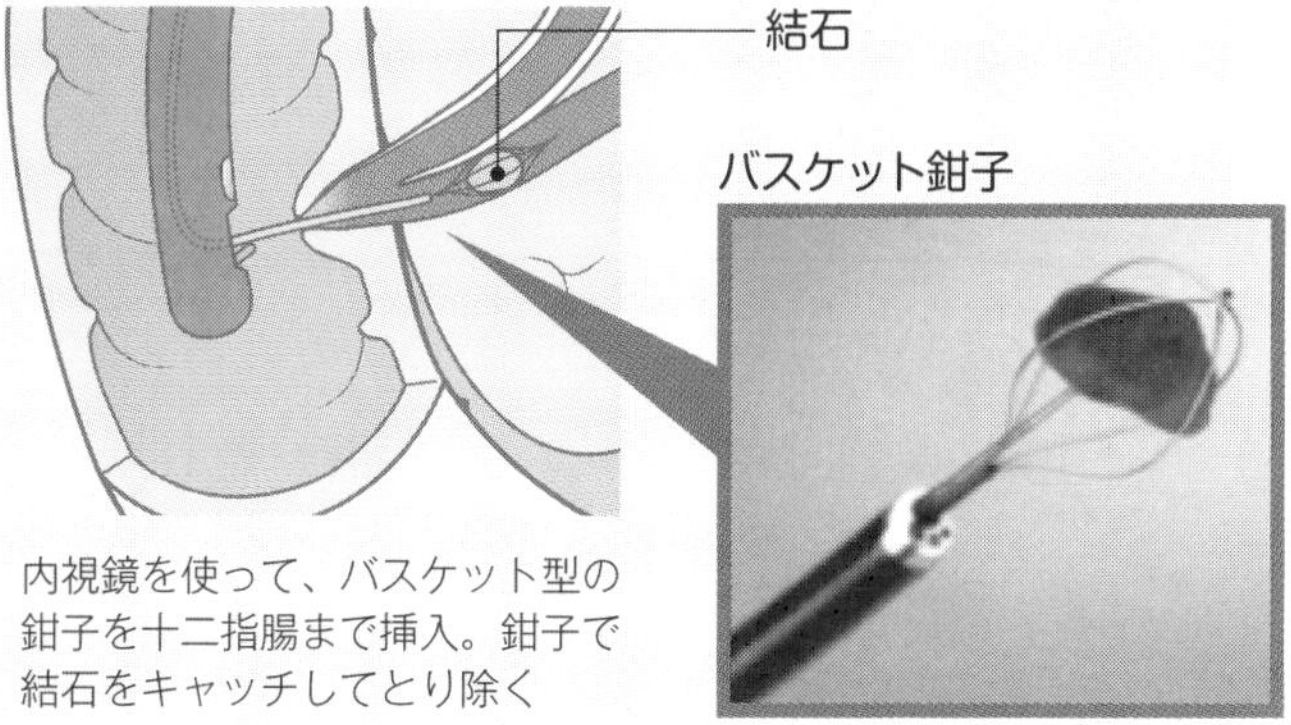

内視鏡を使って、バスケット型の鉗子を十二指腸まで挿入。鉗子で結石をキャッチしてとり除く

方法2 バルーンでとり除く

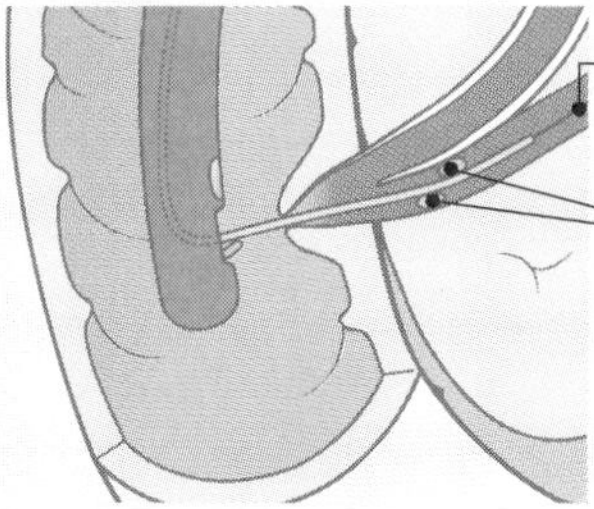

内視鏡を使って、バルーンのついたガイドワイヤーを、結石より奥まで挿入する

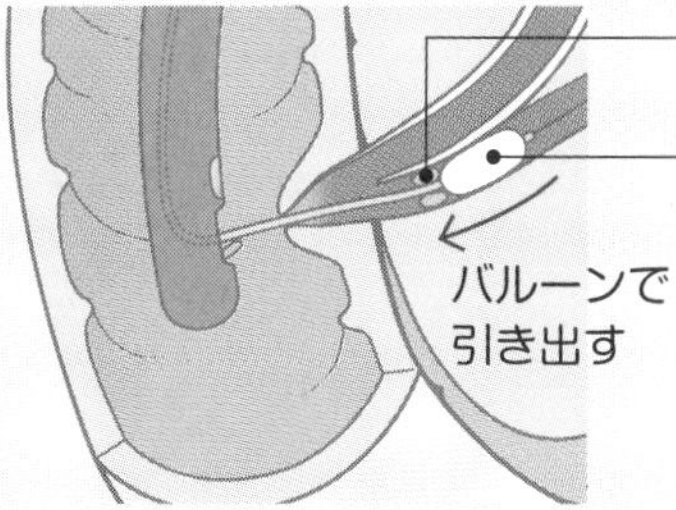

ガイドワイヤーに沿ってバルーンを挿入し、ふくらませる。つまっている結石を十二指腸まで引き出す

結石ができることで腹痛や黄疸が起こる

慢性膵炎では結石を伴うことが多く、代償期の腹痛発作の原因にもなります。膵臓の線維化やむくみのために、膵管や胆管の一部が狭くなると、これらの結石がつまりやすくなります。すると、膵液や胆汁の流れが滞って、痛みや黄疸を引き起こします。

結石で痛みが起こっている場合は、内視鏡を使ってとり除くのが一般的です。開腹手術に比べて体への負担が軽く、入院期間も短くてすみます。内視鏡の届かない場所に結石がある場合は、体外衝撃波結石破砕術（→P56）と組み合わせて治療することもあります。

代償期の治療③

大きな結石はくだき、膵管のつまりは広げる

結石は五㎜以下のものから、一〇㎜を超える大きなものまであります。大きな結石は膵管の出口を通れないので、細かくくだいてからとり除きます。開腹せずに治療が可能です。

大きな結石はくだいて腸へ流す

小さくくだいた結石は、膵液とともに自然に十二指腸へ排出させるか、バスケット鉗子やバルーンでとり除きます。

方法1

バスケット鉗子でくだく

（バスケット鉗子による
機械式砕石法）

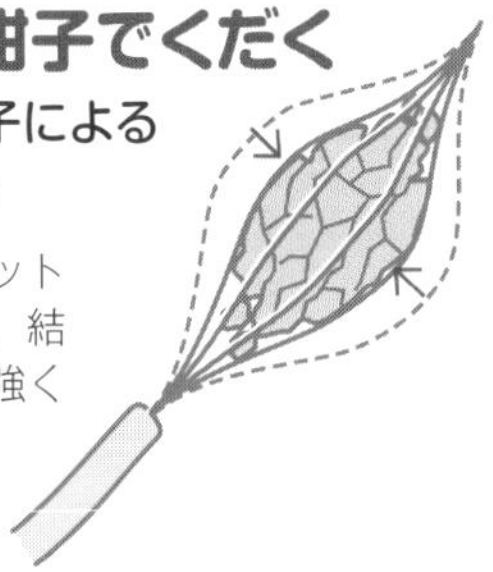

内視鏡からバスケット型の鉗子を出して、結石をキャッチし、強く締めつけてくだく

方法2

水圧をかけて割る

（電気水圧衝撃波結石破砕術）

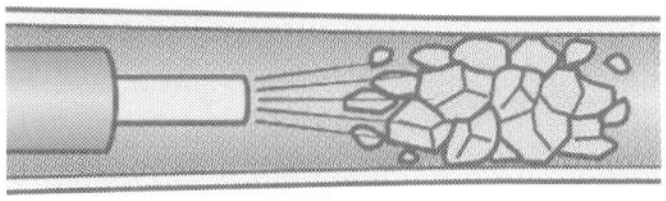

ごく細い内視鏡（膵管鏡）を膵管内の結石まで送り込み、電気水圧衝撃波をあててくだく

方法3

体外衝撃波結石破砕術

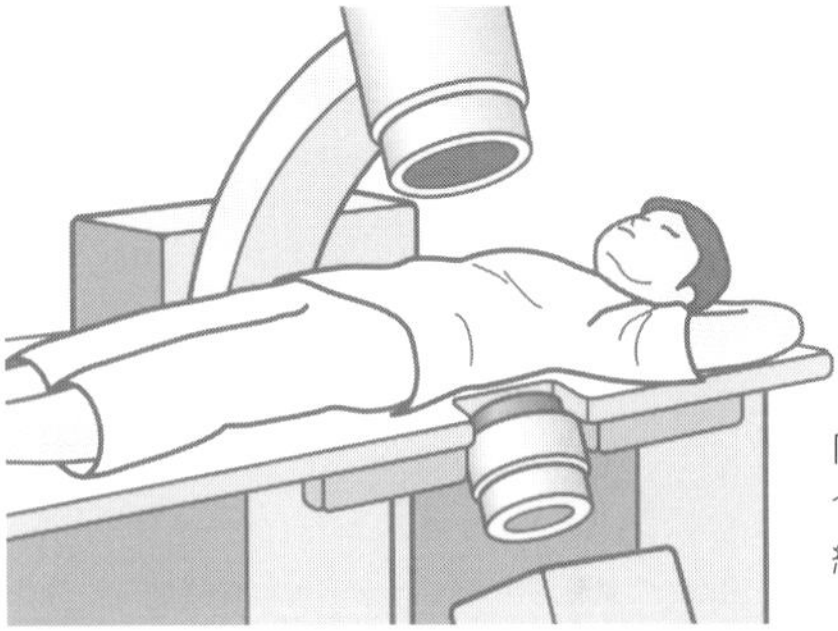

内視鏡が届かない場所に結石がある場合におこなわれる。診察台に横たわり、結石の位置を確認して衝撃波をあてる

自然に腸へ流れる

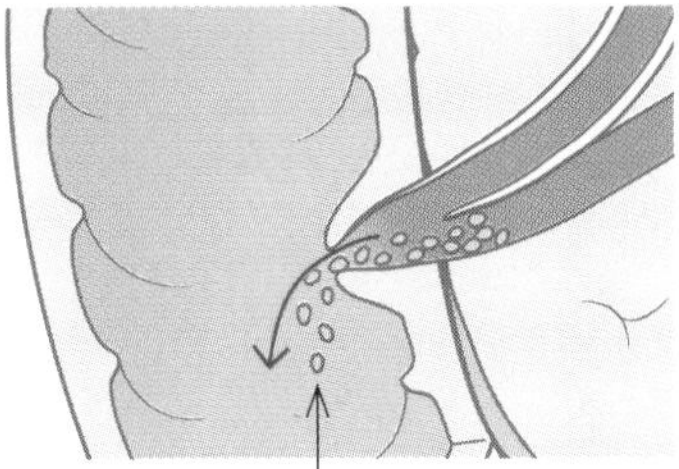

くだかれた石が自然に腸へ流れ、便と一緒に排出される

出口でつまった場合

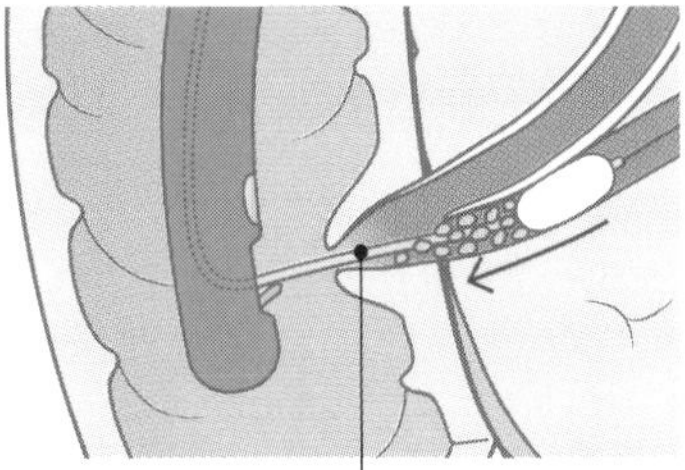

内視鏡でバスケット鉗子やバルーンを用いてとり除く

膵管を広げて流れを改善する

バルーンやステントで、膵管を広げて膵液の通り道を確保します。ステント留置術は、バルーン拡張術後におこないます。

方法1 バルーンを使って広げる

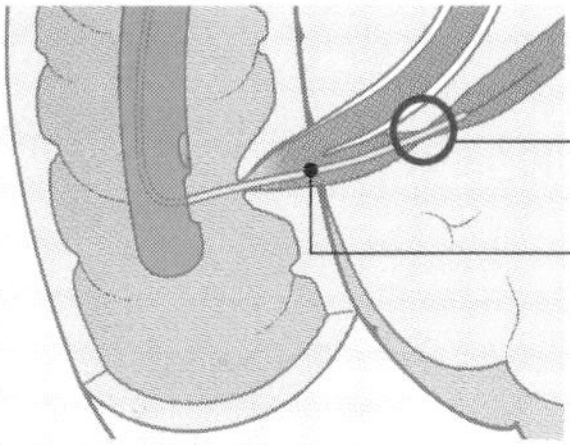

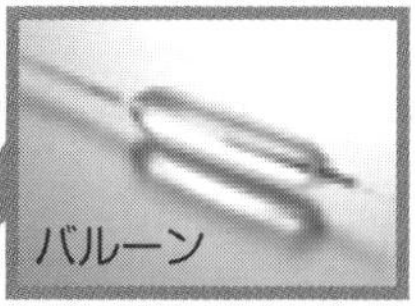

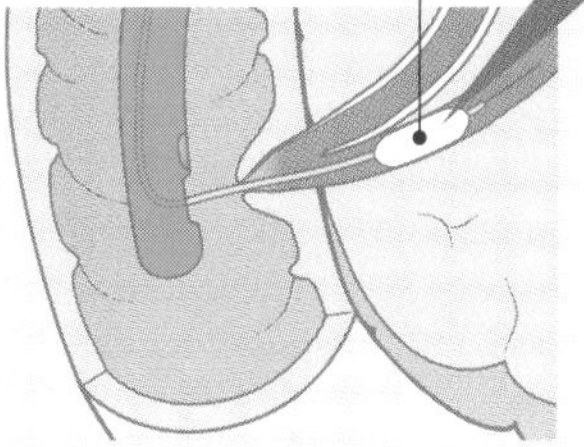

バルーンのついたガイドワイヤーを膵管の狭くなった部位まで送り込む。そこでバルーンをふくらませて、膵管を押し広げる

方法2 筒状の器具、ステントを入れる

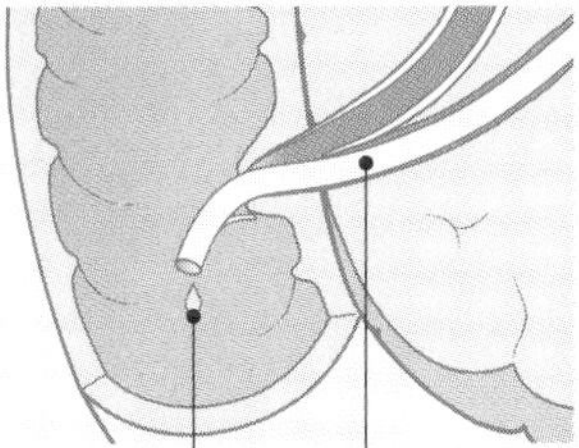

内視鏡を使ってステントを留置する。膵管の狭窄がなくなり、膵液の流れが改善される。ステントは定期的に入れ替える

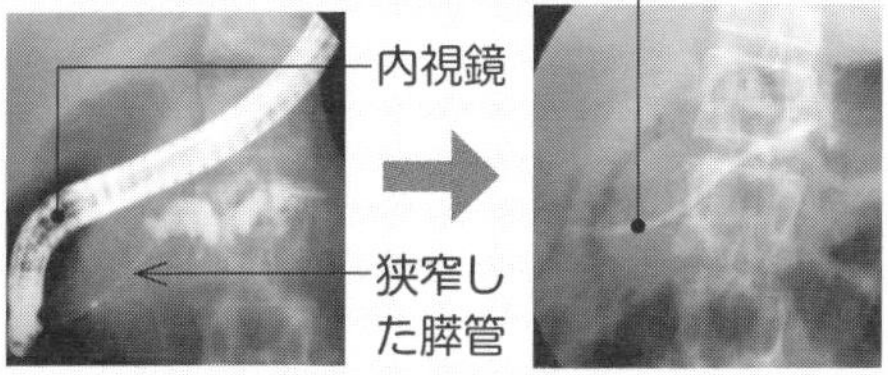

ステント留置後は膵管が拡張し、膵液の流れが改善されているのがわかる（写真右）

のう胞がある場合、痛みの原因や感染巣ならば治療する

慢性膵炎の患者さんでは、炎症によって生じた液体が袋状になり、のう胞を形成することがあります。

良性ののう胞で、とくに痛みなどがなければ経過を観察します。しかし、のう胞が痛みの原因となっている場合や細菌感染を起こしている場合は、必要に応じてのう胞内の液体を排出するドレナージがおこなわれます（→P67）。

外科手術が必要なケースもある

結石やのう胞ができた場合、一般に、内視鏡治療は体への負担が少ないことから、第一選択となります。しかし、内視鏡治療で痛みがとれない場合や腹痛発作をくり返す場合、さらに、のう胞が悪性である可能性が高い場合には、開腹手術が必要になることもあります。また、膵管の狭窄や屈曲が強い場合は、はじめから開腹手術が選択されることもあります。

非代償期の治療・膵性糖尿病

低血糖に注意して血糖値をコントロールする

非代償期では「消化吸収障害」「膵性糖尿病」といった合併症の治療が中心になります。膵性糖尿病は進行すると、さらなる合併症を招くため、薬と食事療法でしっかり管理します。

消化吸収障害に加え糖尿病も発症しやすい

非代償期は、痛みなどの症状が軽減される一方、膵機能が著しく低下することで、合併症が現れてきます。そのひとつが、消化吸収障害です。脂肪がほとんど消化されずに排泄されてしまうので、消化酵素薬を服用し、消化を助けます。また、脂溶性ビタミンの吸収も阻害されるため、総合ビタミン剤で補います。

もうひとつの合併症が糖尿病です。慢性膵炎で膵機能が低下して起こる糖尿病を「膵性糖尿病」といいます。治療では、食事療法で摂取エネルギー量をコントロールします。消化吸収機能が低下しているため、栄養バランスも重要で

膵性糖尿病で気をつける4つのポイント

膵性糖尿病は血糖コントロールが難しく、低血糖を起こしやすいのが特徴。4つのポイントに注意が必要です。

Point 1

必要なエネルギーをとる

1日に必要なエネルギー量を過不足なくとる。非代償期になると消化吸収障害が起こるため、脂肪は1日40～60ｇを目安にとる

〈1日に必要なエネルギー量を計算してみよう〉

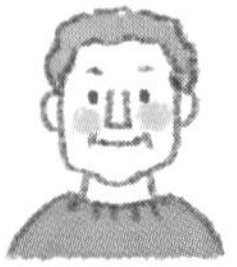

［身長170㎝Dさん］
1.7×1.7×22=63.58kg
63.58kg×(30～35)
＝およそ2000kcal

計算式

身長（m）×身長（m）×22＝ 標準体重（kg）

標準体重（kg）×30～35（kcal）＝ □ 1日に必要なエネルギー量

Point 2

バランスを考えてとる

膵液がなくても消化できる炭水化物は、重要なエネルギー源。1日のエネルギー量の約半分を炭水化物でとる

▼1日のエネルギー量のバランス

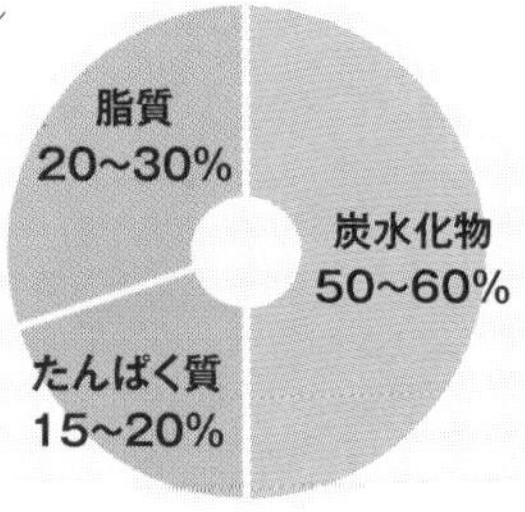

●Dさんのバランスの目安

炭水化物……1100kcal　脂質……600kcal
たんぱく質……300kcal

（『慢性膵炎診療ガイドライン2015 改訂第２版』日本消化器病学会編 南江堂、
『健康ライブラリー イラスト版 膵臓の病気』税所宏光監修 講談社より）

す。それで血糖コントロールできなければ、インスリン製剤（注射）による治療がおこなわれます。

血糖コントロールが難しく低血糖を起こしやすい

一般的な糖尿病は、血糖値を下げるインスリンの分泌不足が問題です。しかし、膵性糖尿病ではインスリンのみならず、血糖値を上げるグルカゴンの分泌も不足しています。そのため、血糖のバランスがとりにくく、低血糖を引き起こしやすくなります。

低血糖になると、動悸《どうき》やふるえ、冷や汗、倦怠《けんたい》感、意識障害などが現れます。膵性糖尿病では急激に低血糖が進み、意識を失うこともあるのでより注意が必要です。

膵性糖尿病も一般的な糖尿病と同様、進行すると、腎症や網膜症、神経障害などの合併症を招きます。さらには、膵臓がんのリスクも高くなります。定期的な受診を欠かさず、医師と協力しながら血糖を管理していきましょう。

Point 3

薬を注意して使う

低血糖を起こしやすいため、インスリン製剤の量や投与方法には注意が必要。十分な食事をとり、消化酵素薬を併用する。医師の指示を守って正しく使う

▼血糖値に関係するホルモンのバランス

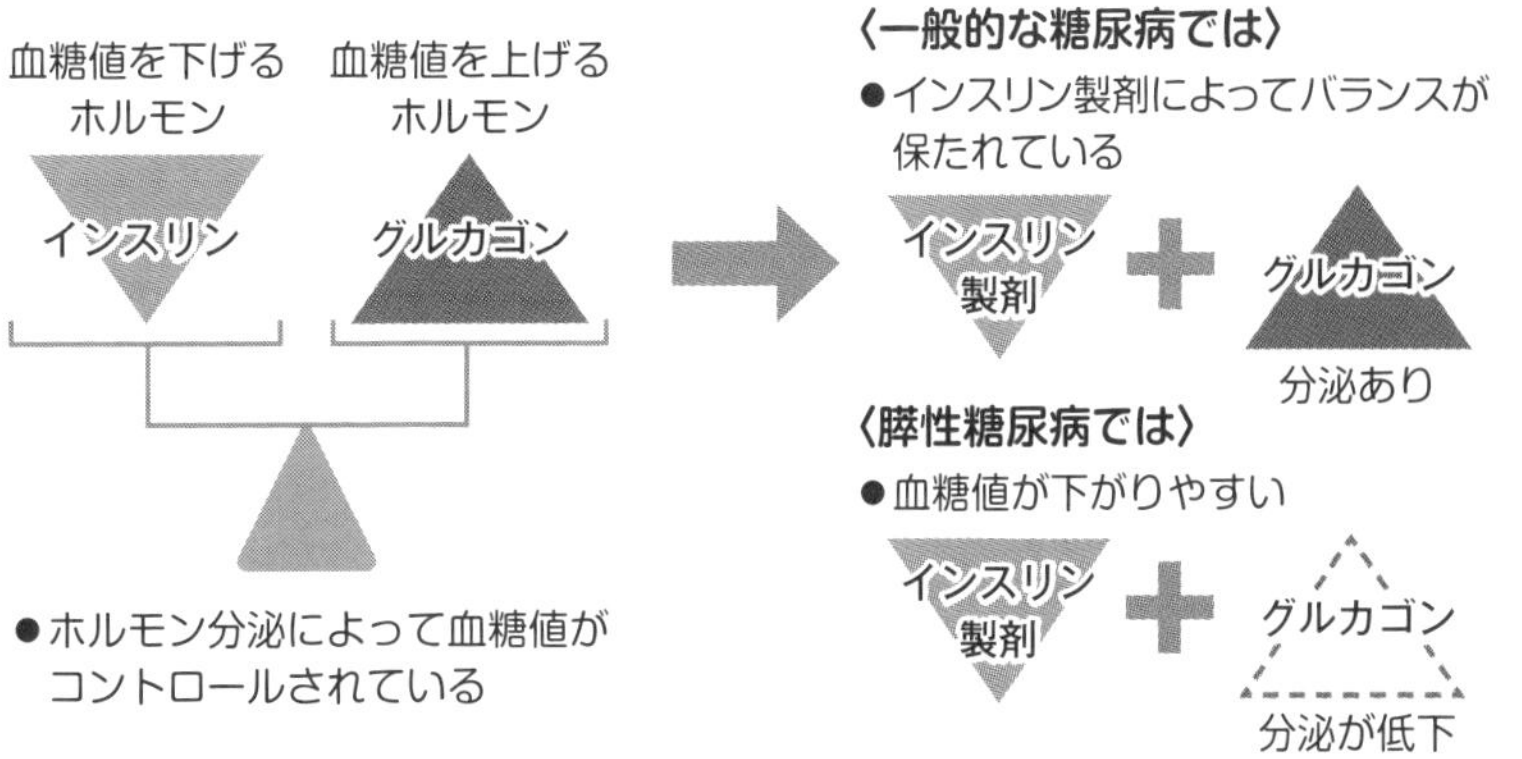

Point 4

規則正しく食事をとる

食事を抜くと、危険な低血糖になりやすい。1日3食を規則正しくとるようにする。また空腹時の運動は避ける

▼食事を抜いたときの血糖値の動き

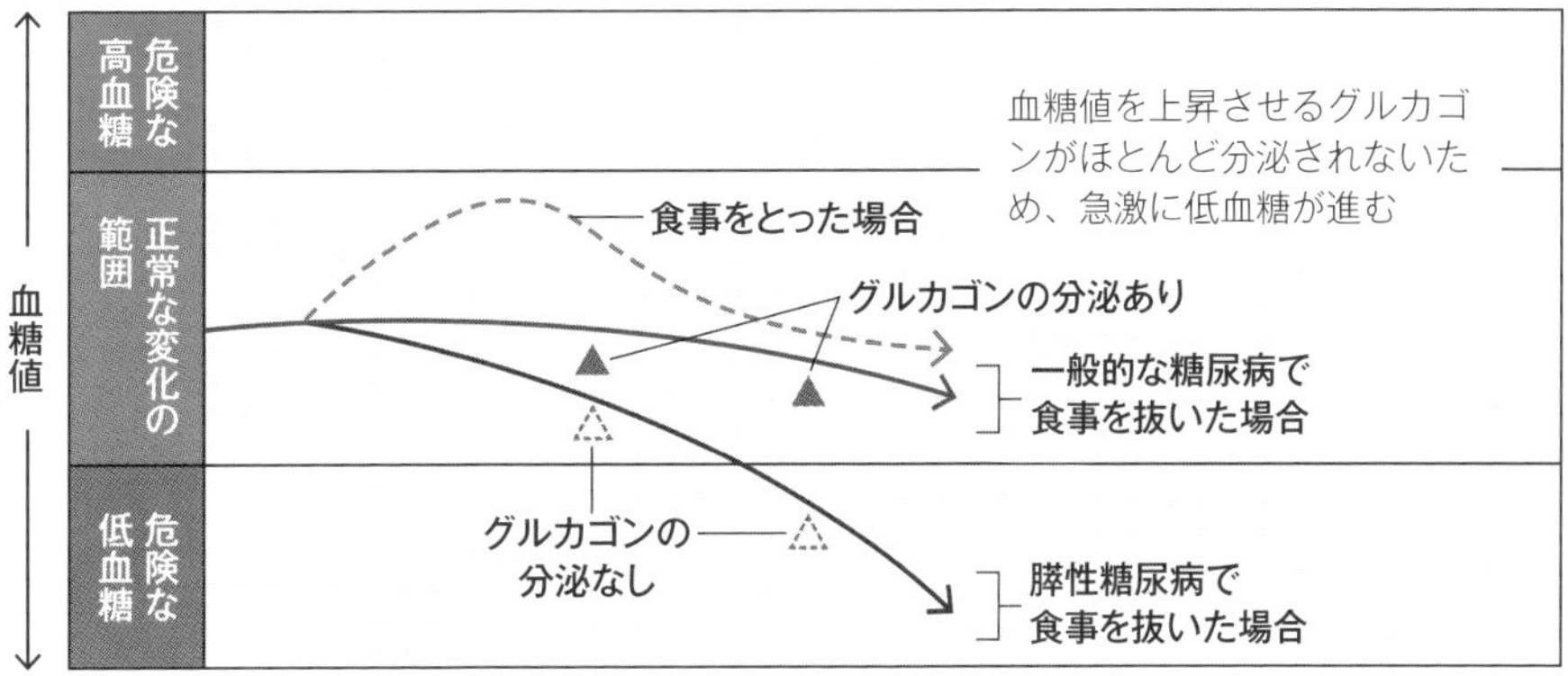

CASE

症状を軽くとらえ、合併症を発症したEさん

慢性膵炎は症状が軽いこともあり、「たいしたことない」と思う人もいるようです。しかし、断酒しなければ、確実に病気は進行します。

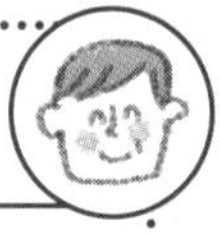

Eさん
プロフィール

47歳、ＩＴ企業のエンジニア。残業続きだが、毎日の晩酌は欠かさない

①みぞおちを押すと痛みが。慢性膵炎と診断された

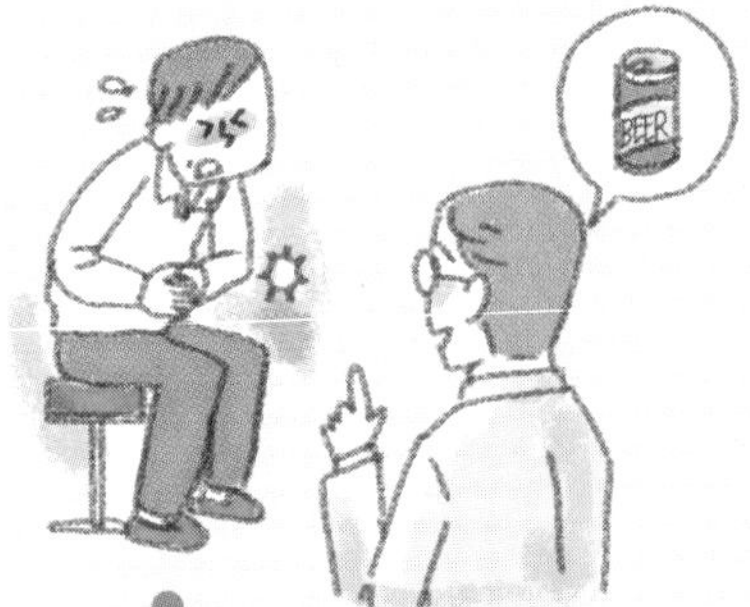

②医師に断酒の指導を受ける

③その後症状はほとんどなく、診察にも行かなくなった。「もう飲んでも大丈夫だろう」と勝手な判断で飲酒を再開する

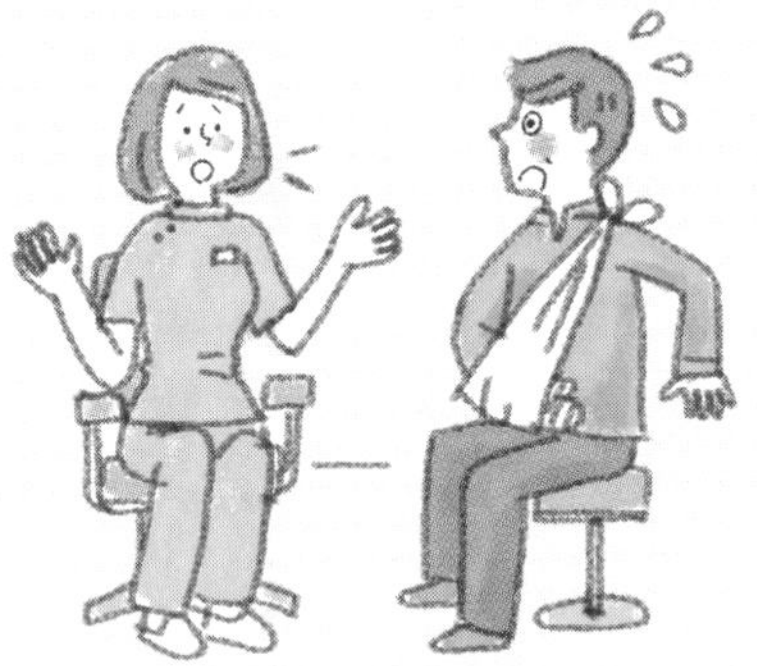

④8年後に階段で転倒、病院へ。慢性膵炎が進行し糖尿病の合併症が発覚した

⑤お酒をやめなければ、膵臓がんになる確率も高くなるといわれ、意を決してアルコール依存を改善するための断酒会に参加。断酒を続けるモチベーションを保っている

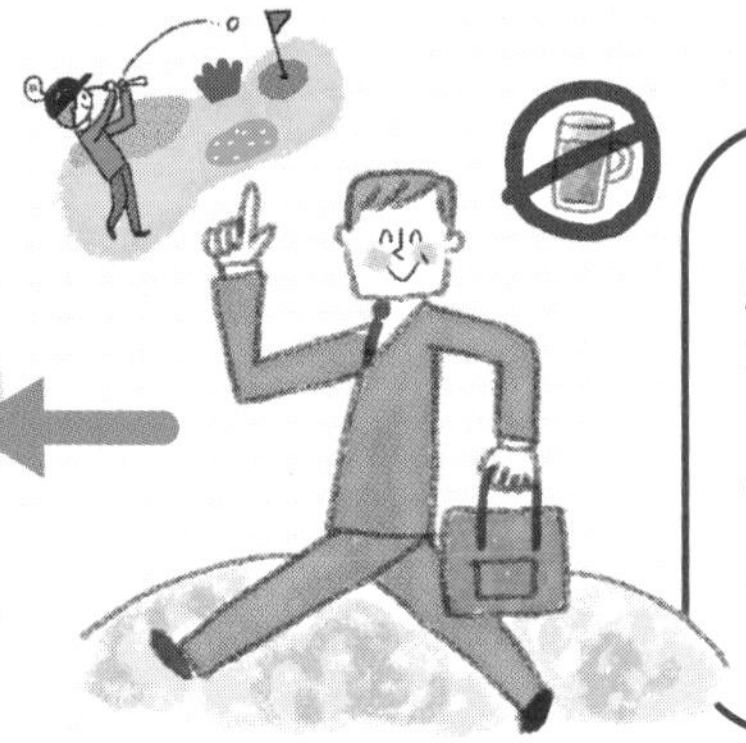

⑥血糖コントロールも順調。断酒を続け、仕事にも復帰した

4

膵のう胞

健康診断などで「膵のう胞」を指摘される人が増えています。
膵のう胞のほとんどは良性なので、
大半の人は経過観察となります。
しかし、なかには経過とともに性質が変わり、
悪性化するものもあります。
専門医のもとで、定期的に検査を受けることが肝心です。

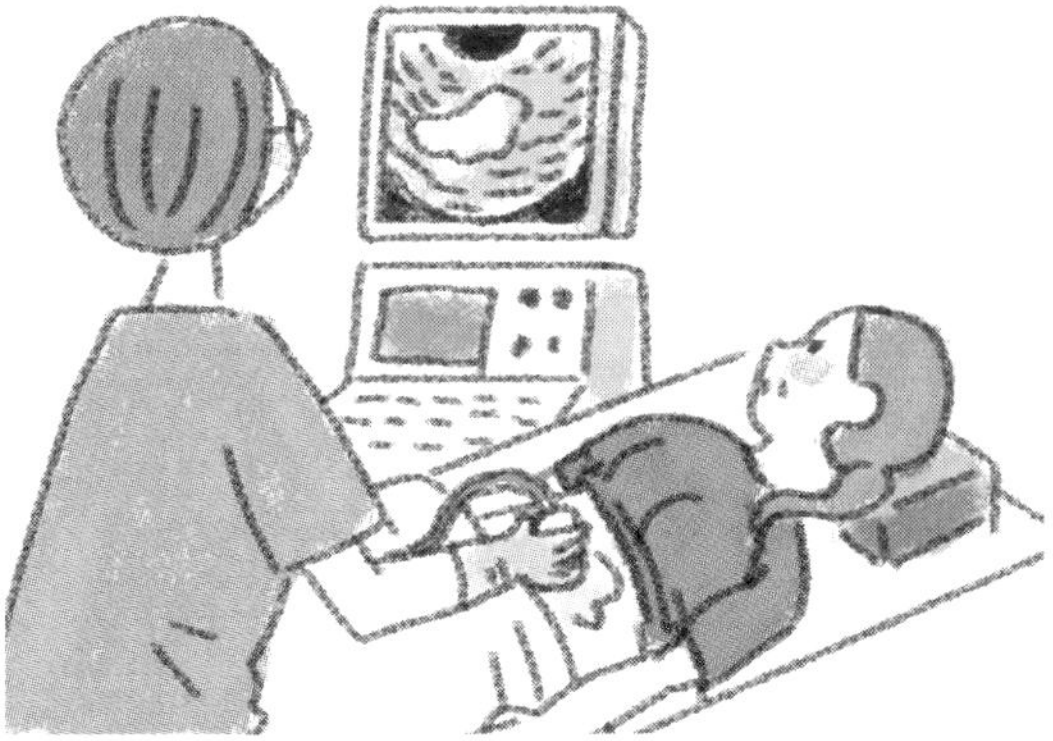

CASE

小さなのう胞がみつかったFさん、Gさん

画像検査の発達によって、腹部エコー検査などで小さなのう胞がみつかるケースが増えています。のう胞がみつかった経緯やその後の対処も異なる、FさんとGさん二人のケースをみてみましょう。

① 健康診断でのう胞がみつかる

健康診断の超音波検査（腹部エコー）で、膵臓に１㎝ほどの小さなのう胞があると指摘された。のう胞と聞き、「悪性だったら……」と心配に。膵臓疾患の専門医がいる病院を紹介してもらう

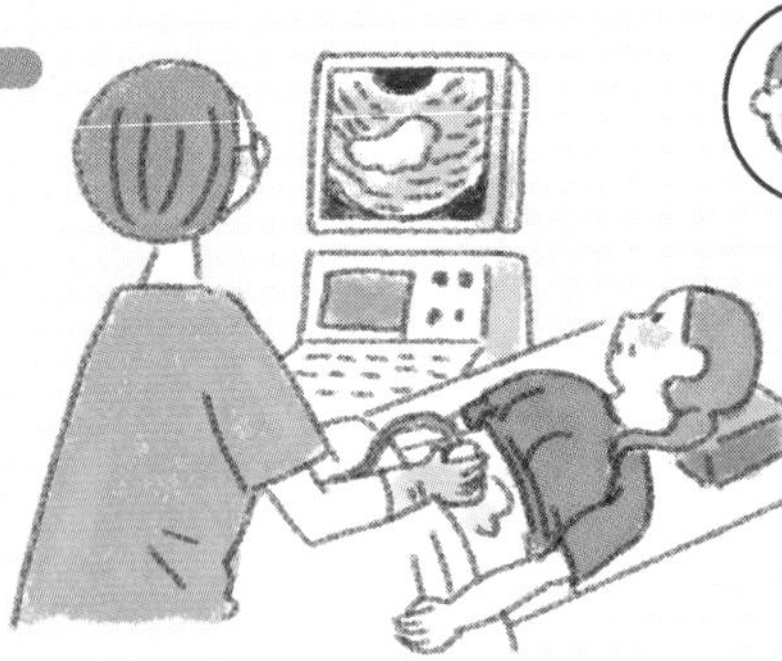

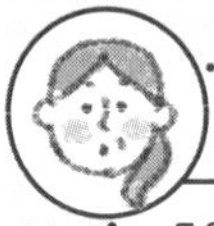

Fさんプフィール

50歳の主婦。兄が若いころに大病をわずらった経験から毎年、健康診断を欠かさず受けるようにしている。これまでに大きな既往歴はなく、飲酒習慣もない

① 鈍痛があり受診、慢性膵炎と診断された

上腹部に鈍痛があるも「胃の調子が悪い」と思い込んでいた。あまりにも長く続くので気になって受診したところ、アルコール性の慢性膵炎と診断された

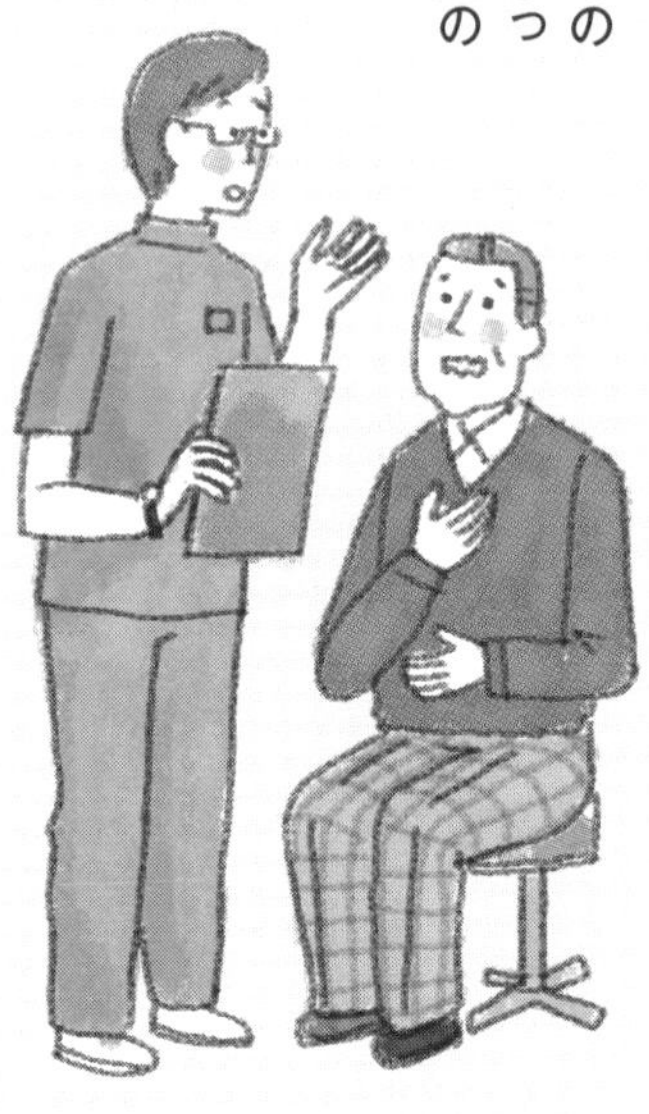

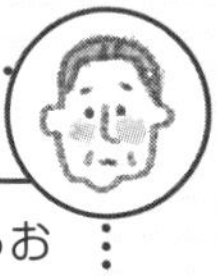

Gさんプロフィール

56歳の男性、会社員。若いころからお酒が大好きで、浴びるように飲んでいたことも。現在も晩酌は欠かさず、日本酒を２～３合飲む。喫煙歴も30年以上

② CT検査を受ける

専門医のいる病院でＣＴ検査を受けたが確定診断がつかず、しばらくは経過を観察することに

③ 良性とわかってひと安心

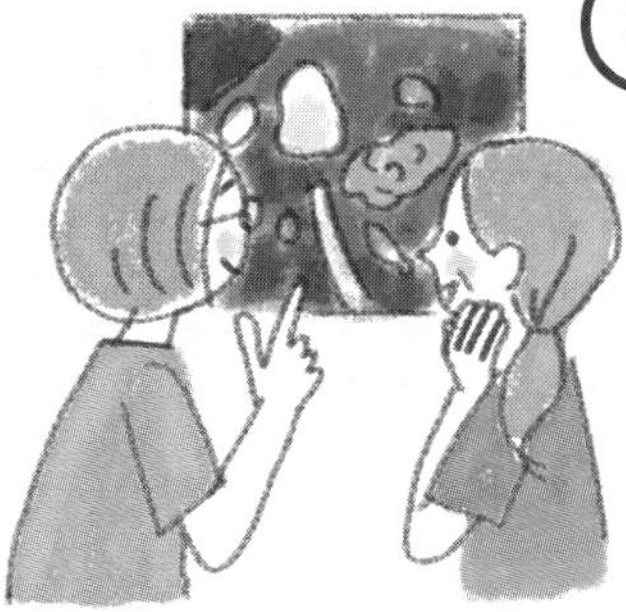

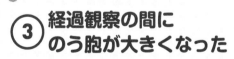

その後、定期的な検査を何度か受けたがとくに問題なく、良性と判明。医師からは「念のために１年に１回は検査を続けましょう」といわれ、ひと安心した

② 定期検査でのう胞がみつかった

慢性膵炎と判明したため、断酒などの基本的生活療法と薬物療法を開始した。治療によって腹痛は軽くなったが、定期受診のエコー検査で1㎝ほどの小さなのう胞がみつかった

③ 経過観察の間にのう胞が大きくなった

慢性膵炎の治療を続けながら、経過を観察していたが、医師から「のう胞が大きくなっている」といわれ、さらに詳しい検査をすることに

④ 悪性化しやすいのう胞と判明した

画像検査から腫瘍細胞がつくるのう胞（ＭＣＮ→Ｐ64）であることが判明。悪性化する可能性が高い腫瘍であることから、切除手術が決まった

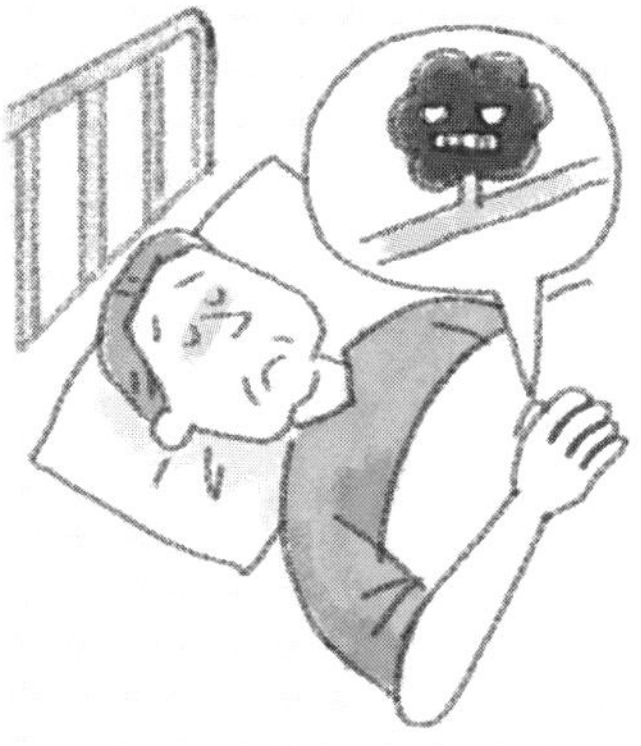

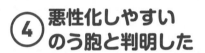

のう胞とは

膵臓にできる液体の入った袋状の病変

液体や粘液の入った袋状の病変を総称して、「のう胞」といいます。膵臓にできるのう胞（膵のう胞）にはたくさんの種類がありますが、腫瘍細胞がつくるものと、それ以外とに大別できます。

代表的なのう胞と特徴的な形

のう胞の大きさや形、膵管との関係は、のう胞の種類によってちがいます。ＣＴやＭＲＩ、ＭＲＣＰ、内視鏡などでよく観察して見極めます。

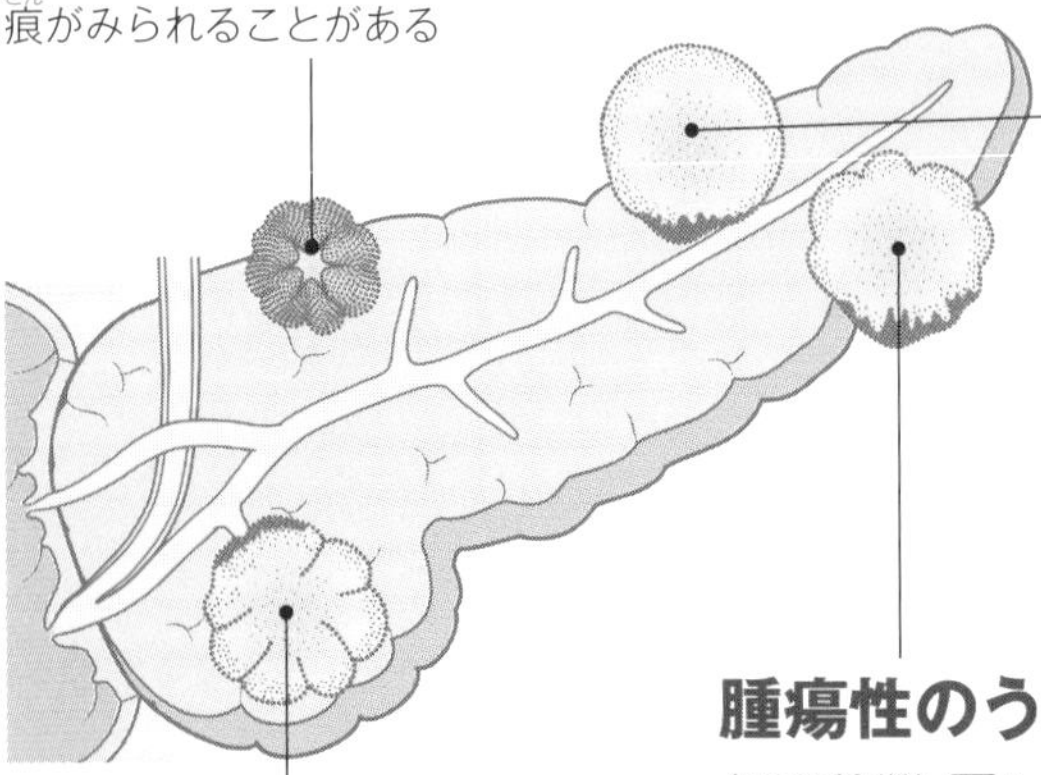

腫瘍性のう胞・SCN

〈形の特徴〉
中央が星形になっている

小さなのう胞が多数集まっている。中央が石灰化し、星形の瘢《はん》痕《こん》がみられることがある

非腫瘍性のう胞

〈形の特徴〉
液体のつまった水風船のよう

膵液などで満たされた水風船のようなもので、膵臓内や周囲にできる

腫瘍性のう胞・MCN

〈形の特徴〉 夏みかんのような形

球形で厚い被膜に覆われた粘液がつまったのう胞で、夏みかんのようにみえる。膵管とはつながっていないことが多い

腫瘍性のう胞・分枝型ＩＰＭＮ

〈形の特徴〉 ぶどうのような形

膵管の分枝にできる、ぶどうの房状の粘液がつまったのう胞（多房性のう胞）。膵管とつながっていて、膵頭部に多く発生する。もっとも多くみられる（→P68）

健康診断でみつかるケースが増えている

「のう胞」とは体内にできる袋状の病変で、膵臓の内部や周囲に生じるものを「膵のう胞」といいます。小さいうちは無症状ですが、大きくなると、腹部膨満感や痛みを起こすことがあります。近年は健康診断などの画像検査で、偶然みつかるケースが増えています。

のう胞の中身は種類によってちがいます。膵炎などでみられる「非腫瘍性のう胞」には、膵液や滲出《しんしゅつ》液、血液などが含まれています。

一方、「腫瘍性のう胞」の多くは、腫瘍細胞が産生する粘液で満たされています。腫瘍細胞が多量の粘液を産生すると、膵管の出口から粘液が出てくることもあります。

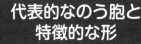

膵のう胞は大きく２つに分類される

のう胞には、腫瘍細胞がつくる腫瘍性のものと、それ以外の非腫瘍性のものがあります。また、それぞれの種類には、感染・非感染、良性・悪性などの分類があり、対処が異なります。

分類	種類	区分	説明
非腫瘍性	単純性のう胞		1cmほどの小さなのう胞。とくに治療の必要はない。ただし、性質が変化することもあるので経過観察が必要
非腫瘍性	急性膵炎によるのう胞	非感染／感　染	急性膵炎で、膵液などが袋状にたまったもの。自然になくなることも多い。細菌感染した場合には、周囲に感染が広がらないよう治療が必要となる。非感染でも、痛みの原因となる場合は治療がおこなわれる
非腫瘍性	慢性膵炎によるのう胞	非感染／感　染	慢性膵炎で、膵液などが袋状にたまったもの。痛みや感染があれば治療が必要だが、急性膵炎よりも感染リスクは低い。非感染で症状がなければ治療の必要はない
腫瘍性	SCN（漿液性のう胞腫瘍）	良　性	中年の女性に多い腫瘍で、サラサラの透明な液体（漿液《しょうえき》）を含むのう胞がたくさん形成される。ほとんどが良性であるため、治療はおこなわれず、発見後は経過観察となる
腫瘍性	分枝型ＩＰＭＮ（膵管内乳頭粘液性腫瘍）	良　性／悪　性	膵管の分枝に発生する腫瘍で、粘液のたまった多房性のう胞を形成する。大半は良性だが、悪性化するものもある。経過観察をおこない、悪性化した場合には切除手術がおこなわれる
腫瘍性	MCN（粘液性のう胞腫瘍）	良　性／悪　性	厚い被膜をもつ球形ののう胞で、良性のものもあるが、悪性化する確率が高いため、みつかった時点で切除がすすめられる

良性のものが多い

悪性の可能性が高い

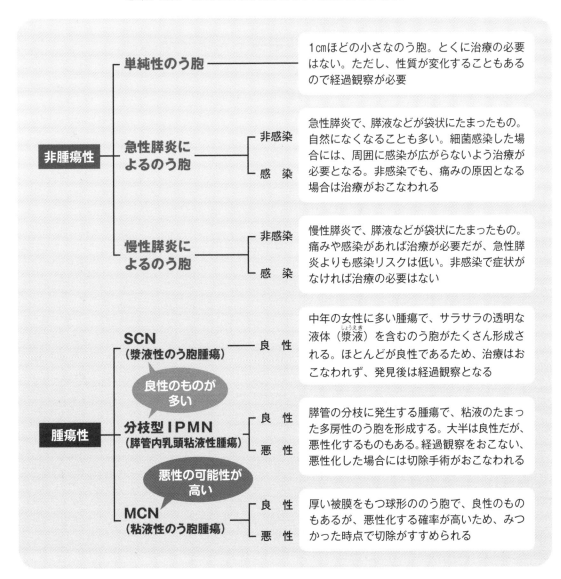

のう胞の治療

種類や性質を見極めて対処する

のう胞がみつかった場合、その性質を画像検査から見極めます。良性であっても、痛みや炎症があるときは、ドレナージがおこなわれます。悪性の場合は、手術で切除するのが原則となります。

画像からのう胞の種類がわかる

のう胞は多くの場合、超音波検査やCT検査、MRI検査、MRCP検査などで、種類の見当がつけられます。判断が難しい場合は、EUSやERCPなどの内視鏡検査で、さらに詳しく調べることもあります（→P24～27）。

小さなのう胞は無症状。経過を観察する

見極めが難しいのは、一cmほどの小さなのう胞です。ほうっておいてよい単純性のう胞のこともあれば、分枝型IPMNの初期段階のこともあるからです。

小さなのう胞がみつかった場合は、専門医のもとで精密検査を受け、その後一年くらいは経過を観察します。のう胞内の液体が吸収されて、自然に消失することがある一方で、分枝型IPMNの疑いが強まるケースも多くみられます。その場合はより慎重な経過観察が必要になります（→P68）。

良性でも周囲に影響するときは治療が必要

非腫瘍性のう胞は、基本的には治療の必要のない良性のものです。原因となっている病気の治療をおこないながら、のう胞が自然に消失するのを待ちます。

しかし、のう胞が周囲を圧迫して痛みを起こしたり、感染を起こしたりしている場合は、のう胞内の液体を体外に排出する「ドレナージ」をおこないます。

また、直径六cm以上で発症後六週間をすぎたのう胞も、感染などのリスクを考慮して、ドレナージをおこなうことがあります。

とくに急性膵炎で生じたのう胞は、壊死した膵臓組織などを含んでいて感染しやすいため、注意が必要です。

悪性の場合は開腹手術がおこなわれる

腫瘍性のう胞には、良性のものと悪性のものがあります。悪性のものは、いわゆる「がん」です。悪性のものや悪性化のリスクが高いのう胞は、開腹手術で切除します。腫瘍の場所や広がりに応じて、切除範囲が異なります（→P84）。

たまった液体をドレナージで排出する

ドレナージは体外に直接、液体を排出する方法と、超音波内視鏡などを使って消化管を介して排出する方法があります。

鼻から排出する

内視鏡的経鼻膵管ドレナージ

カテーテルを鼻から膵管まで送り込み、のう胞や膵管内にたまった液体を体外に排出する。膵管とつながっているのう胞におこなう

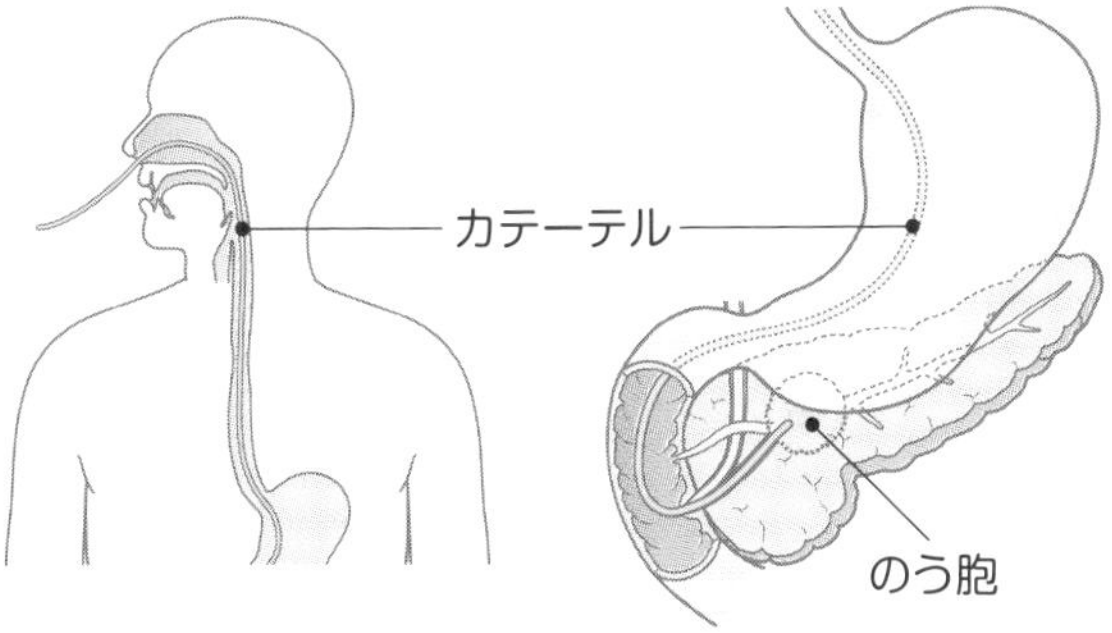

皮膚に孔を開けて排出する

経皮的ドレナージ

皮膚に局所麻酔をしてから、小さな孔を開け、のう胞に直接カテーテルを挿入する。しばらく留置し、のう胞の中の液体を体外に排出する

胃へ排出する

超音波内視鏡下経胃ドレナージ

内視鏡を使って胃壁からのう胞に向けて針をさし、その後ステントを挿入。のう胞と胃をつなぐように留置し、のう胞の中の液体を胃に排出する

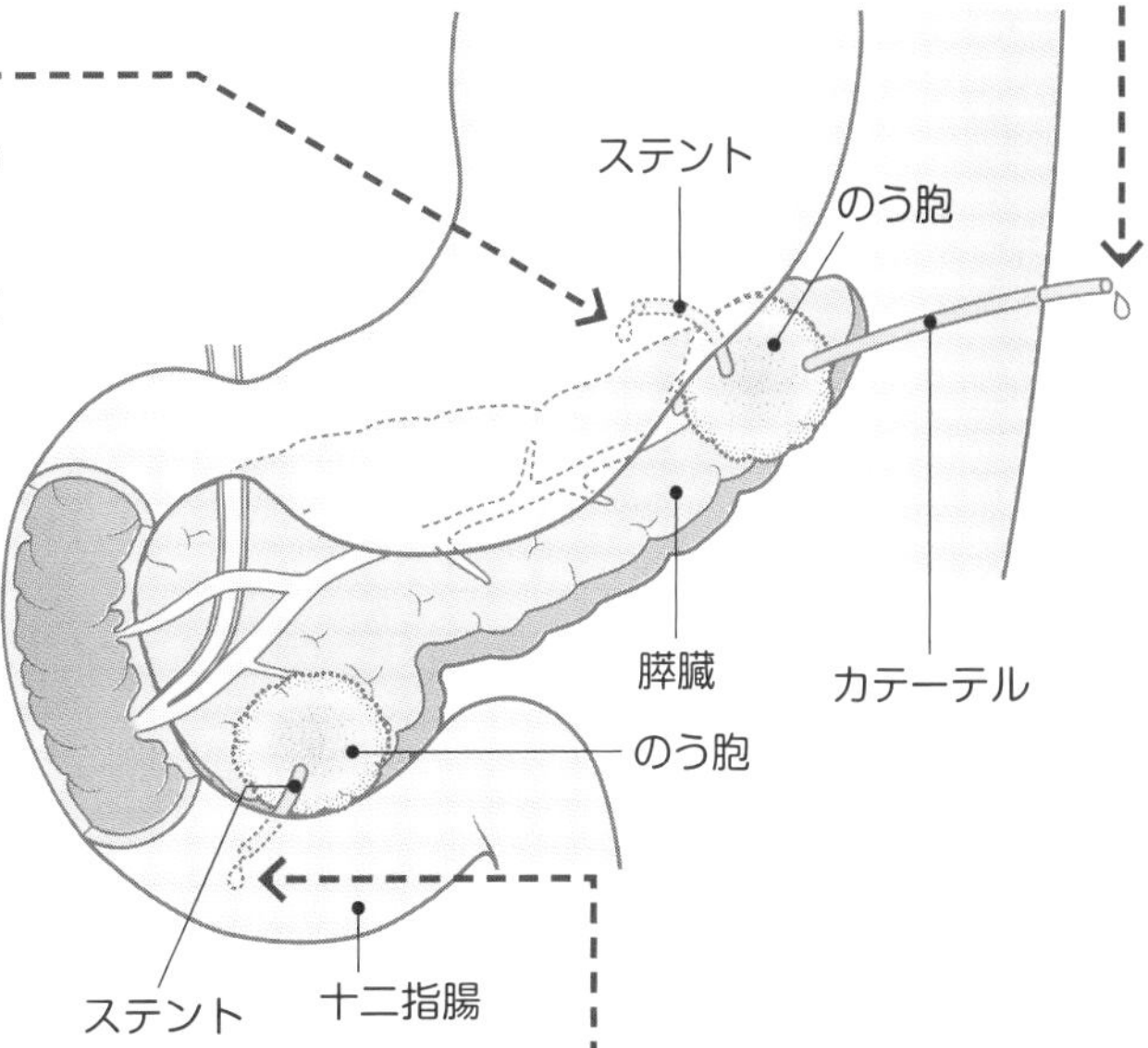

十二指腸へ排出する

超音波内視鏡下経十二指腸ドレナージ

内視鏡を使って十二指腸壁からのう胞に向けて針をさし、その後ステントを挿入。のう胞と十二指腸をつなぐように留置し、のう胞の中の液体を十二指腸に排出する

超音波内視鏡（ＥＵＳ）の登場によって負担の少ない治療が可能に

のう胞と内臓の位置がより正確に確認できるようになり、内視鏡治療が可能となった。治療効果も安全性も高く、体への負担も少ない

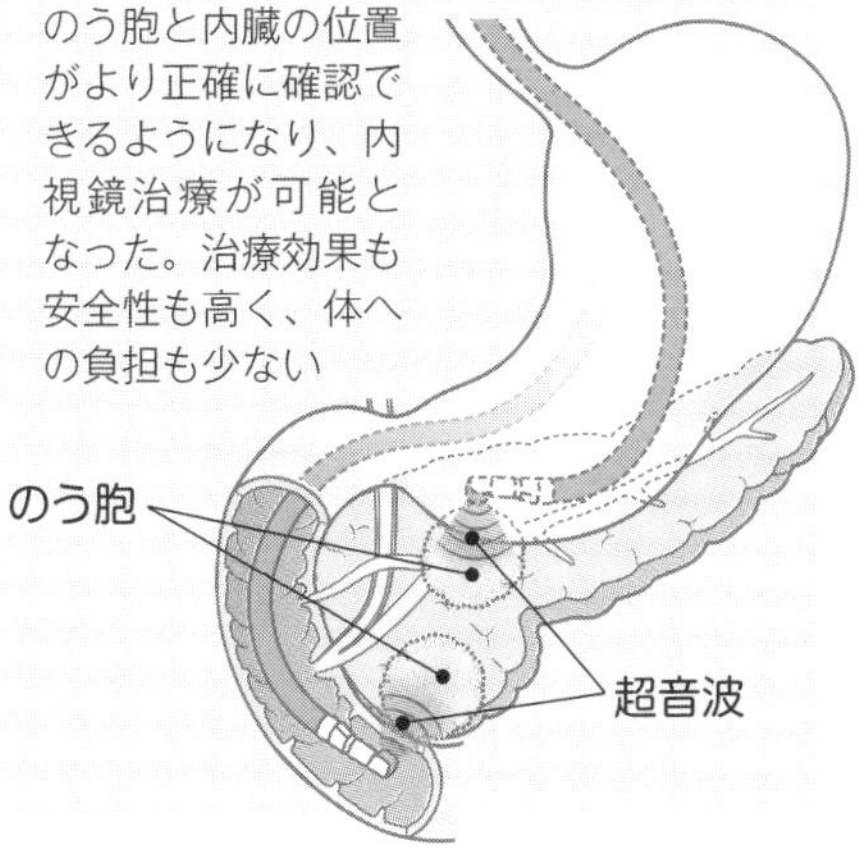

COLUMN

さまざまな顔をもつIPMN

良性の顔だけでなく、悪性の顔ももっているIPMN。発生頻度が高いだけでなく、その性質の特徴も注目を集めています。

発生頻度が高く全体の約八割を占める

ＩＰＭＮは、膵管内に発生する腫瘍で、多量の粘液を産生し、ぶどうの房状ののう胞を形成します。発生頻度が非常に高く、診断がつかないような小さなのう胞を含めると、膵のう胞全体の約八割を占めると考えられています。

ＩＰＭＮの組織を顕微鏡で調べると、良性から悪性までさまざまな段階のものがあります。近年の研究では、ＩＰＭＮの発生部位と悪性化のリスクが明らかになってきました。リスクが高いのは「主膵管型」と「混合型」です（下図）。ただＩＰＭＮは、早期に発見されやすいため、比較的治療もしやすいといえます。

経過観察中に悪性化することも

「分枝型」のＩＰＭＮは、ほとんどが良性のまま経過します。しかし、一〇～二〇％は悪性化するといわれています。またＩＰＭＮのある人は、膵臓のほかの部位や、胃や大腸など他臓器にがんができやすいというリスクもあります。

そのため、半年～一年に一回ほどの頻度で経過を観察します。悪性化を疑うサインには「のう胞内に五㎜以上のポリープ状の隆起がある」「主膵管が直径一〇㎜以上に拡張している」「黄疸や膵炎の症状を伴う」などがあります。

▼IPMNにはいろいろなタイプがある

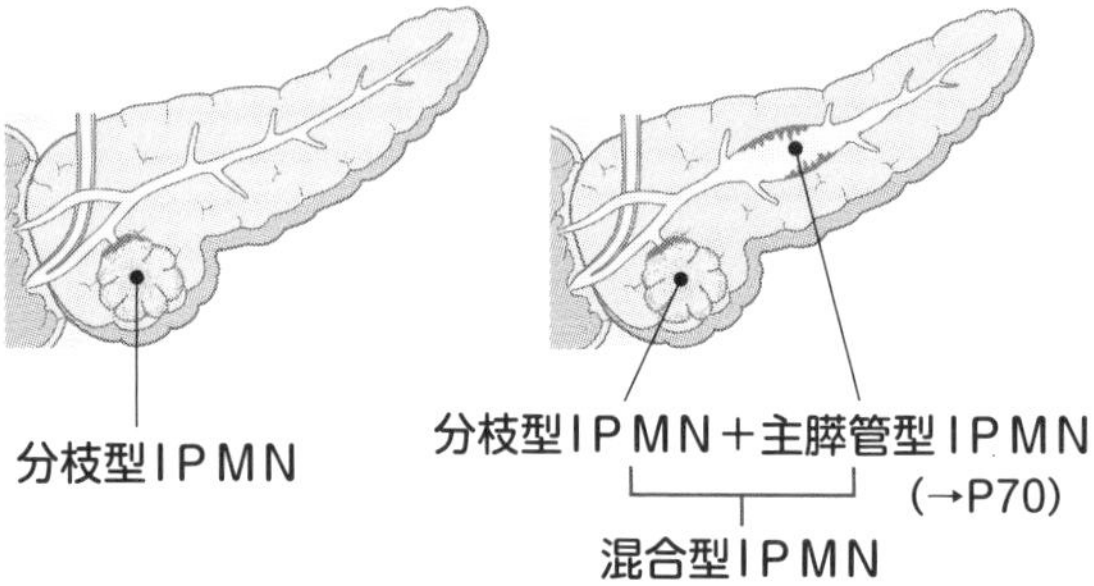

主膵管型IPMNと混合型IPMNは悪性化のリスクが高いため、開腹手術が検討される

5

膵臓がん

膵臓がんは今なお早期に発見される確率が低く、
治癒の難しいがんです。
しかし、新しい治療法や治療薬も登場しています。
自分らしく生きる選択肢を、医師や家族とともにみつけましょう。

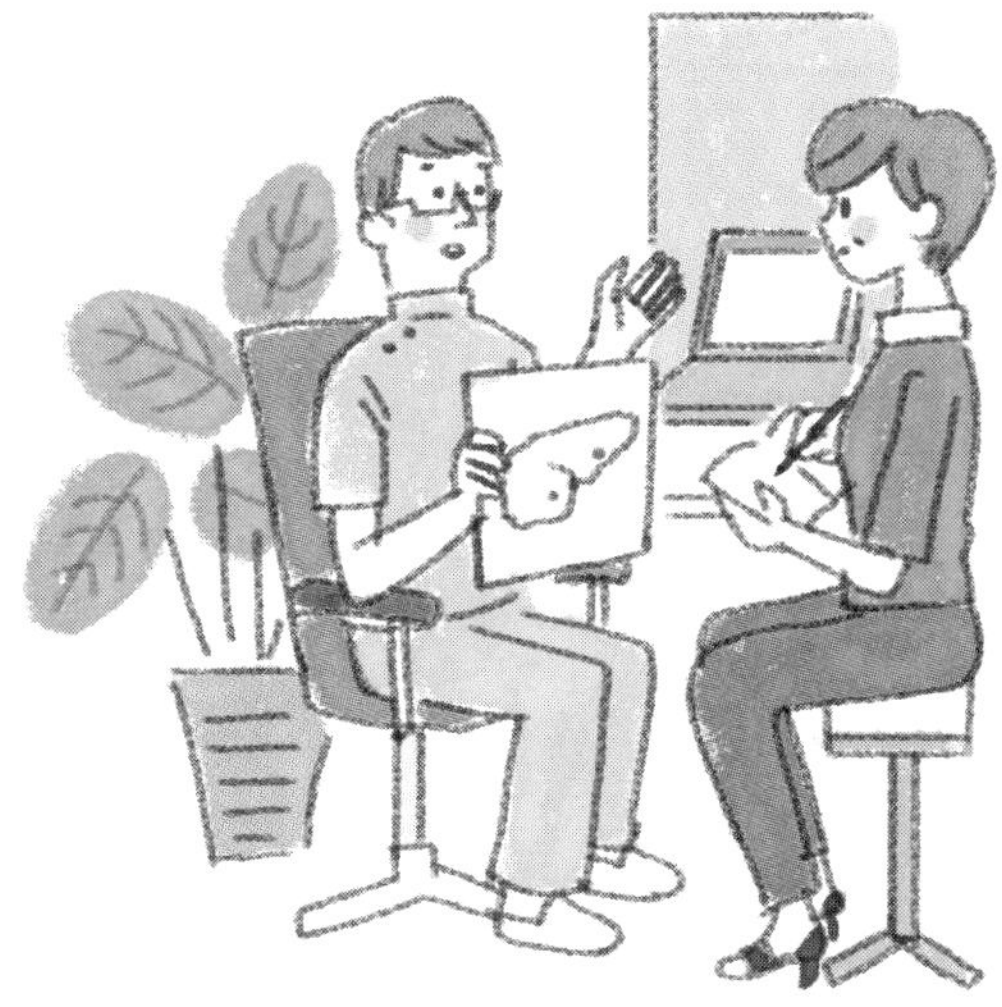

膵臓にできる腫瘍

進行するまで症状が現れにくい

膵臓がんの症状には、おなかや背中の痛み、黄疸、体重減少などがあります。しかし、がんが主膵管や胆管に達するまでは症状が現れにくく、進行してからみつかるケースが多いのも現状です。

腫瘍のタイプは大きく3つに分類される

膵臓にできる腫瘍は３つに大別できます。90％以上は膵管がんで、神経内分泌腫瘍とのう胞性腫瘍はわずかです。

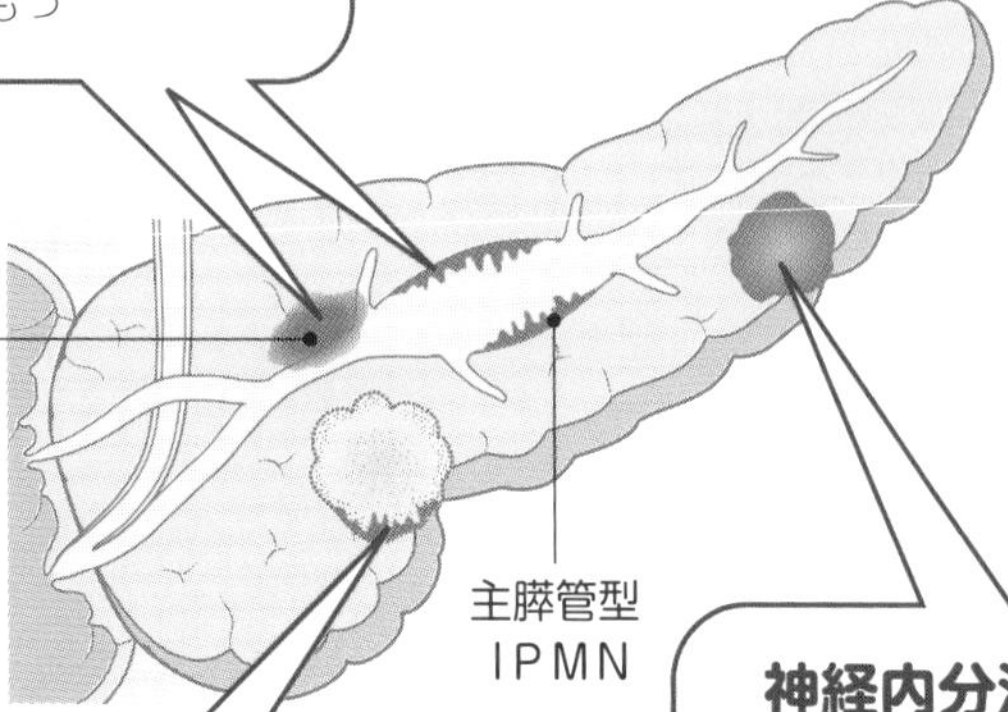

膵管がん

膵管の内側を覆う上皮細胞（腺細胞）から発生するがんで、ほとんどは枝分かれした細い膵管に生じる。まわりに浸潤しやすいのが特徴。主膵管型ＩＰＭＮも同じ性質をもつ

神経内分泌腫瘍

ホルモンを分泌するランゲルハンス島から発生する腫瘍で、良性と悪性がある。また、ホルモンを分泌するタイプと、分泌しないタイプとに分けられる（→P72）

のう胞性腫瘍

粘液がたまった袋状の病変を形成する腫瘍で、良性と悪性がある。悪性化の低い分枝型ＩＰＭＮから膵管がんを発症することもある（→P68）

ほとんどが膵管にできるがん

膵臓にできる悪性腫瘍、いわゆる「がん」を総称して、膵臓がんといいます。膵臓がんのほとんどは、膵液の通り道である膵管から発生します。これを「膵管がん」といい、一般的に膵臓がんといえば、膵管がんのことをさします。

膵臓がんはみつけにくく浸潤しやすい

多くのがんのなかでも、膵臓がんは治りにくいがんです。膵臓は体の奥深くに位置し、病変があってもみつけにくいのが一因です。

膵臓がんにはもうひとつ、「浸潤しやすい」という特徴があります。増殖したがん細胞が、周囲の

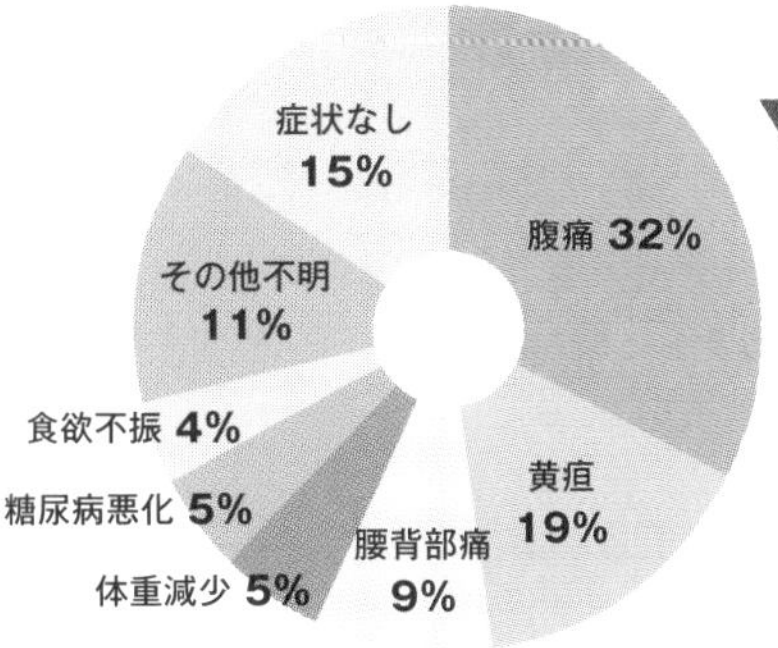

▼はじめて現れた症状

初発症状は腹痛や黄疸が多い。しかし、無症状のケースや、はっきりした症状がないまま進行し、みつかるケースも多い

（『膵がん診療ガイドライン2016の解説』日本膵臓学会 膵癌診療ガイドライン改訂委員会編 金原出版より一部改変）

膵管がんの発生場所と症状の現れ方

いちばん多いのは膵頭部がんで、黄疸や腹痛などがみられます。膵体部・膵尾部がんは、膵頭部がんと比較して初発症状が遅いという特徴があります。

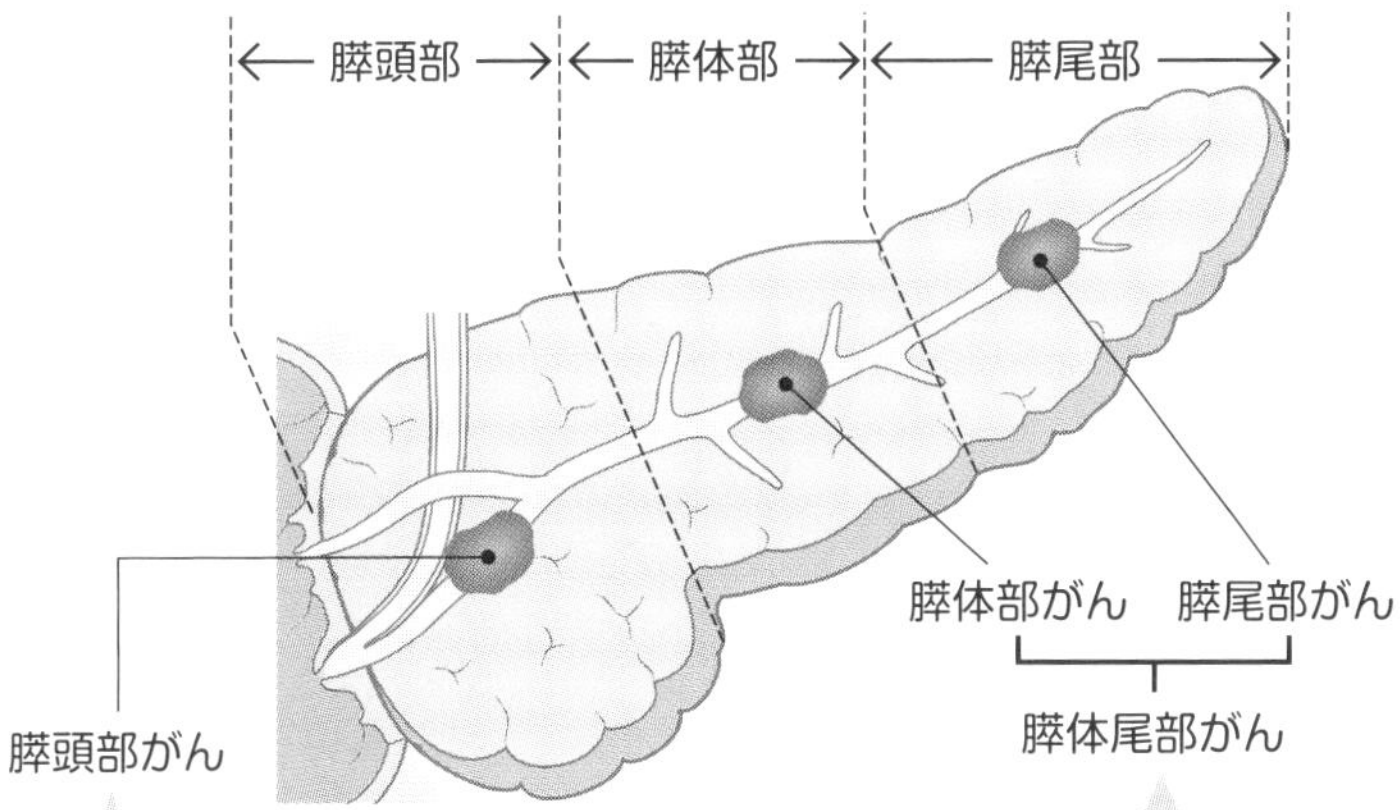

膵頭部がん
- 全体の78％をしめる
- 進行とともに黄疸（→P19）や腹痛が現れる

膵体尾部がん
- 全体の22％
- 症状が現れにくい
- 進行すると背中の左側に痛みが起こりやすい

画像検査（MRCP）でわかる膵管がん

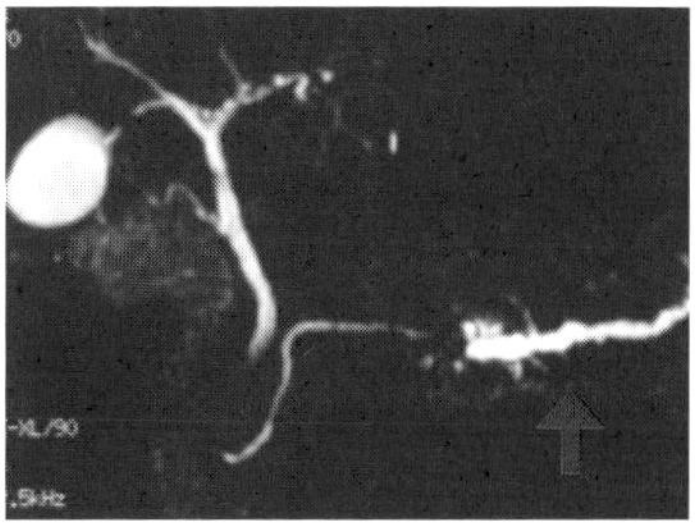

矢印の部分の膵管が膵管がんによって拡張しているのがわかる

細胞や組織に容易に広がってしまうのです。そのため、発見された時点で、リンパ管や血管、神経、肝臓などに転移を伴う「進行がん」のケースが多いです。

初期には症状が現れにくい。糖尿病発症で気づくことも

一部の神経内分泌腫瘍をのぞき、膵臓がんのほとんどは、初期には症状が現れません。とくに膵体部や膵尾部に発生するがんは症状が現れにくく、発見が遅れがちです。

膵頭部に発生したがんは、大きくなると、主膵管や胆管を圧迫します。それによって、腹痛や黄疸、さらに消化吸収が悪くなると、食欲不振や体重減少などがみられるケースがあります。

一方、膵臓がん発見の重要な手がかりになるのが、糖尿病です。急に糖尿病を発症したり、順調だった血糖コントロールの数値が突然高くなったら、膵臓がんを疑う必要があります。必ず膵臓の専門医を受診してください。

神経内分泌腫瘍

ホルモンをつくり出す細胞ががん化する

膵臓の中のホルモンをつくる細胞ががん化したものを「神経内分泌腫瘍」といいます。症状はさまざまですが、膵管がんに比べると進行はゆっくりで、治療しやすいがんです。

ホルモン分泌に影響するものと、しないものがある

機能性腫瘍は１種類のホルモンだけを大量につくるので、ホルモンバランスが乱れ、多様な症状が出るのが特徴です。

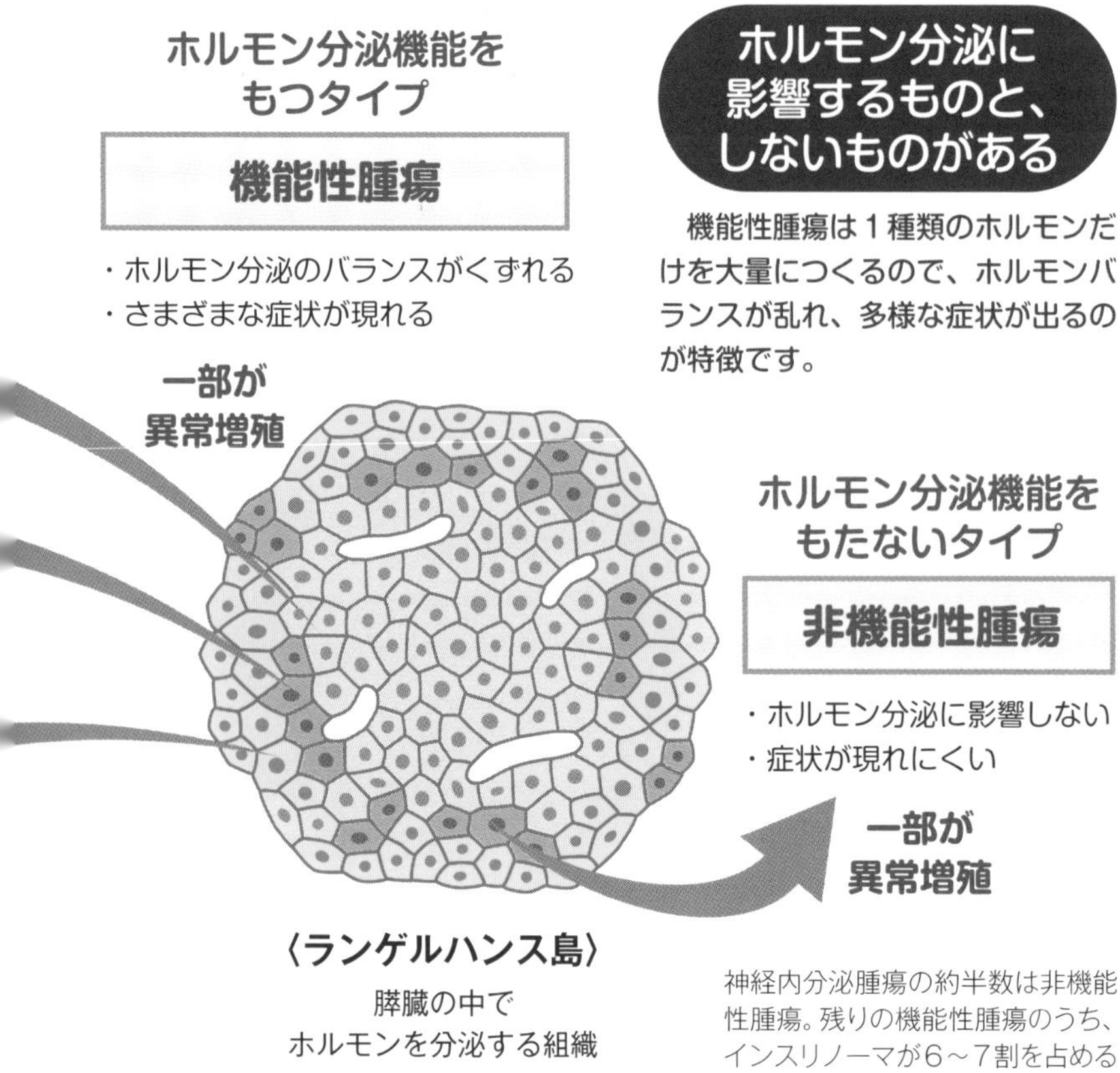

神経内分泌腫瘍の約半数は非機能性腫瘍。残りの機能性腫瘍のうち、インスリノーマが６～７割を占める

非機能性腫瘍は発見が遅れがち

神経内分泌腫瘍は、ホルモンをつくる細胞から発生する腫瘍の総称で、全身のさまざまな部位に発生します。膵臓でホルモンをつくっているのは、ランゲルハンス島で、このなかの一部ががん化して、異常に増殖していきます。

神経内分泌腫瘍には、ホルモンを分泌する「機能性腫瘍」と、それをもたない「非機能性腫瘍」があります。機能性腫瘍は早期から症状が現れるので、比較的診断がつきやすいタイプです。しかし、非機能性腫瘍は目立つ症状がなく、発見が遅れがちです。進行はゆっくりですが、肝臓などに転移してから気づくケースもあります。

インスリノーマ

- **特徴**…インスリンを過剰に分泌する腫瘍
- **症状**…低血糖を招き、空腹感、冷や汗、動悸、けいれん、意識障害が現れる
- **治療と予後**…切除手術により根治が可能。転移は少ない

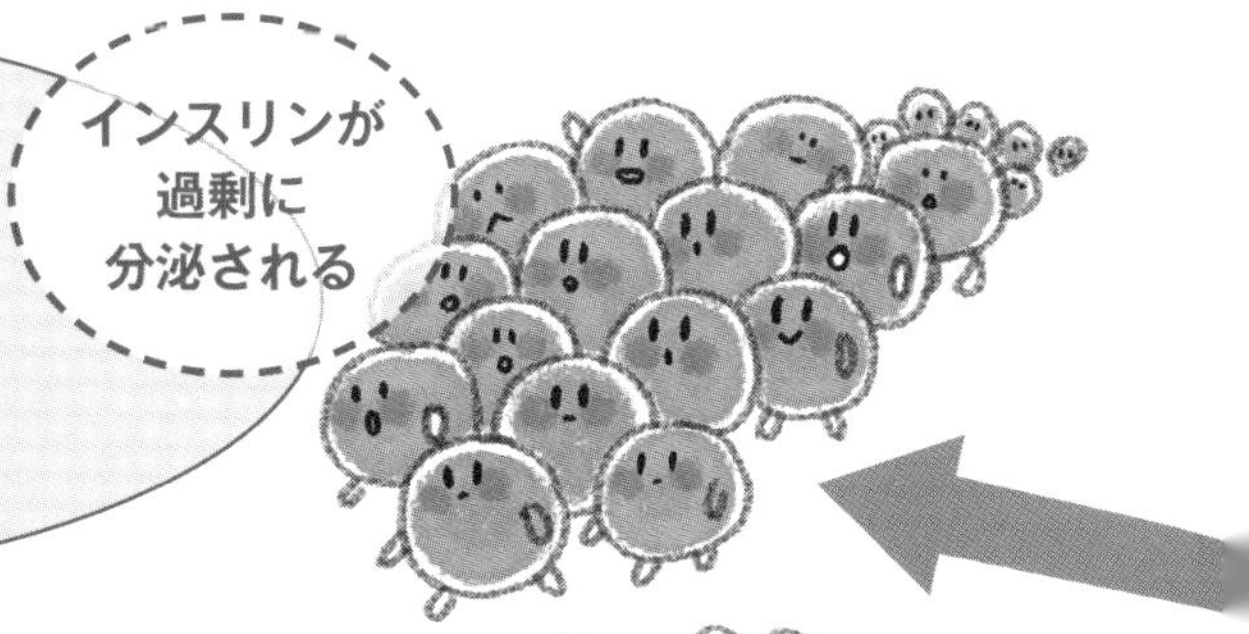
インスリンが
過剰に
分泌される

ガストリノーマ

- **特徴**…ガストリン（胃酸分泌を促進するホルモン）を分泌する細胞が、膵臓で腫瘍化したもの。半分以上が悪性
- **症状**…胃酸過剰による胃痛、胸やけ、下痢、逆流性食道炎などが現れる
- **治療と予後**…切除手術が基本。ガストリンの働きを抑える薬を用いることも

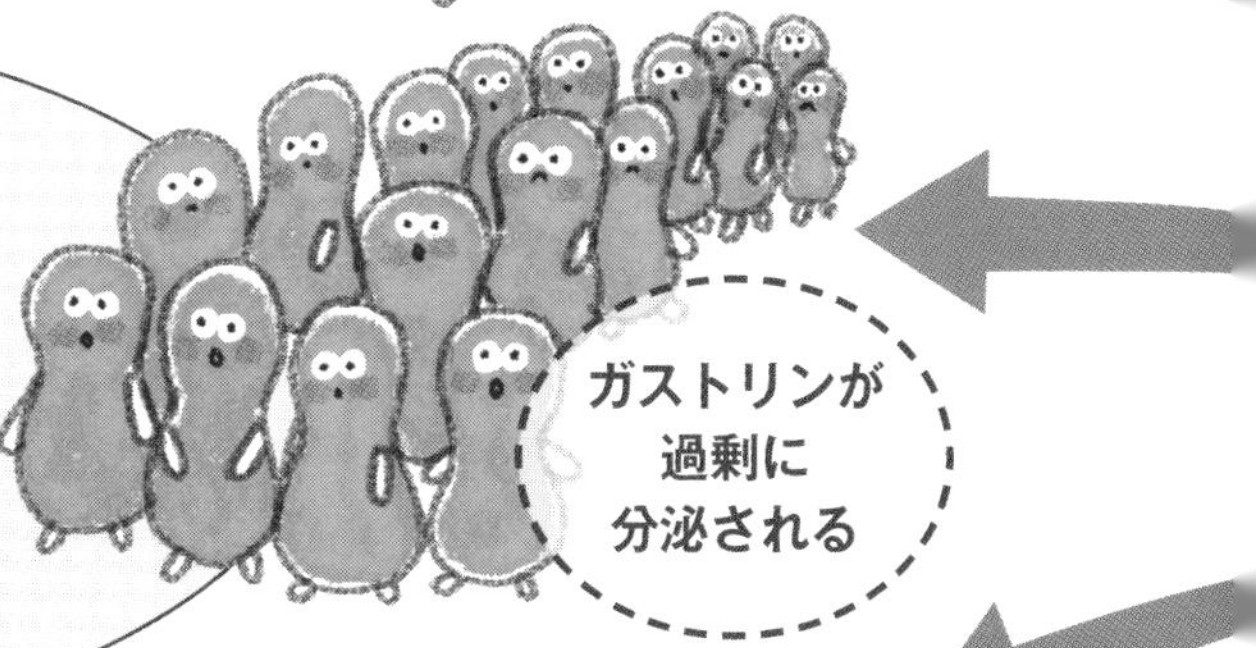
ガストリンが
過剰に
分泌される

グルカゴノーマ

- **特徴**…血糖値を上昇させるグルカゴンを過剰に分泌する。比較的悪性が多い
- **症状**…口が渇く、体重減少のほか、かゆみを伴う発疹や皮膚壊死による紅斑《こうはん》も現れる
- **治療と予後**…切除手術により根治は可能だが、転移もみられる

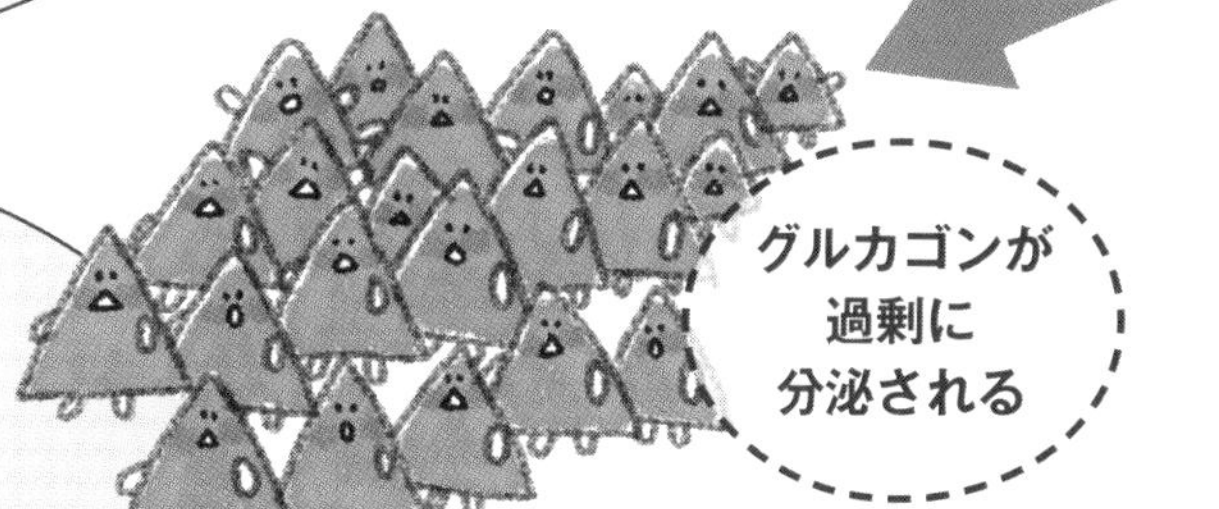

その他

〈VIPオーマ〉

ＶＩＰというホルモンを過剰分泌する。症状は、下痢、低カリウム血症など

〈ソマトスタチノーマ〉

ソマトスタチンを過剰に分泌する。症状は、糖尿病や胆石、下痢など

手術でとり除けるケースが多い

神経内分泌腫瘍の治療は、開腹手術が第一選択。腫瘍をすべて切除できれば、根治が望めます。手術ができない場合は、薬物療法をおこないます。抗がん剤や分子標的薬（→P89）、抗ホルモン薬などがあり、新薬も登場しています。

診断・病期

がんの大きさと広がりで病期を判定する

体の奥にある膵臓の状態を把握するのは難しく、なかなか診断がつかないケースもあります。確定診断がついたら、がんの大きさと広がりから「病期（ステージ）」を判定します。

検査を重ね、進行具合を正確にとらえる

膵臓がんを疑うとき、必ずおこなうのが、腫瘍マーカーや膵酵素の測定です。しかし、膵臓がんによく反応するといわれるCA19-9というマーカーでも、二㎝以内のがんでは半数程度しか数値が上昇しません。画像検査も、それぞれ得手不得手があります。したがって、膵臓の正確な状態を把握するには複数の検査が必要です。確定診断がつくまで、通常二週間～一ヵ月ほどかかります。

確定診断がついたら、「病期（ステージ）」を判定します。これはがんの進行具合を表すもので、病状を正確にとらえることは、治療法を決めるうえでも非常に重要です。

がんの疑いから診断までの流れ

まずは血液検査で膵酵素や腫瘍マーカーをチェックします。次いで、画像検査や内視鏡検査、細胞診などにより確定診断がおこなわれます。

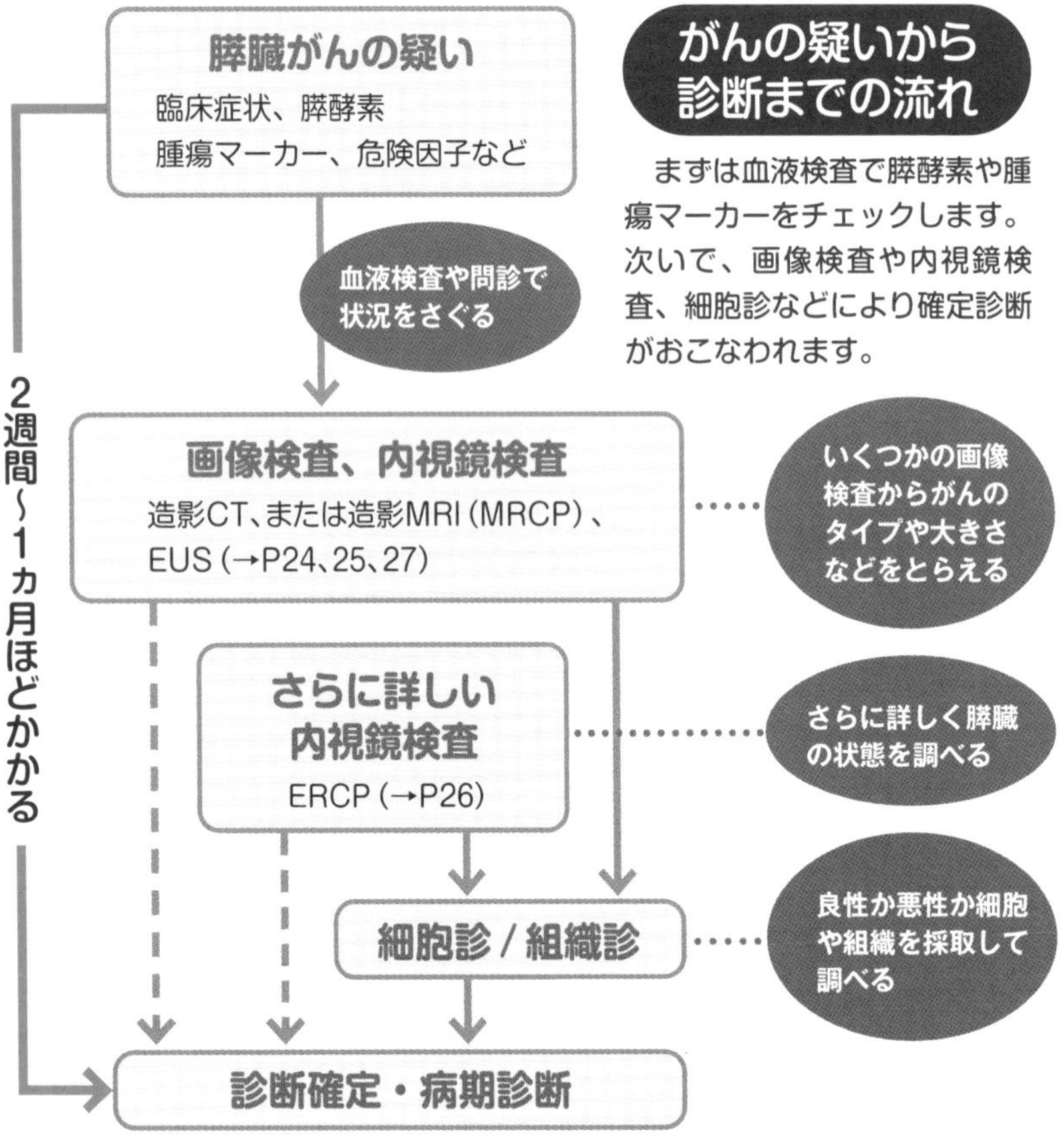

膵臓がんの疑い
臨床症状、膵酵素
腫瘍マーカー、危険因子など
血液検査や問診で状況をさぐる
画像検査、内視鏡検査
造影CT、または造影MRI（MRCP）、EUS（→P24、25、27）
いくつかの画像検査からがんのタイプや大きさなどをとらえる
さらに詳しい内視鏡検査
ERCP（→P26）
さらに詳しく膵臓の状態を調べる
細胞診／組織診
良性か悪性か細胞や組織を採取して調べる
診断確定・病期診断
2週間～1ヵ月ほどかかる

（『膵癌診療ガイドライン2019年版』日本膵臓学会 膵癌診療ガイドライン改訂委員会編 金原出版より）

ステージ（病期）	がんの状態
0期	T：がんが膵管上皮内にとどまっている N：領域リンパ節（がんが転移しやすい近くのリンパ節）に転移がない M：遠隔転移がない
IA期	T：がんが膵臓内だけにとどまっていて、最大径が2cm以下である N：領域リンパ節に転移がない M：遠隔転移がない
IB期	T：がんが膵臓内にとどまっているが、最大径が2cmを超えている N：領域リンパ節に転移がない M：遠隔転移がない
ⅡA期	T：がんが膵臓周囲に広がっているが、主要な動脈を巻き込んでいない N：領域リンパ節に転移がない M：遠隔転移がない
ⅡB期	T：がんが膵臓内にとどまっているか、または膵臓周辺に広がっていても主要な動脈を巻き込んでいない N：領域リンパ節に転移がある M：遠隔転移がない
Ⅲ期	T：がんが主要な動脈を巻き込んで広がっている N：領域リンパ節転移の有無にかかわらない M：遠隔転移がない
Ⅳ期	T：がんの広がりにかかわらない N：領域リンパ節転移の有無にかかわらない M：遠隔転移がある

（『膵がん診療ガイドライン2019の解説』日本膵臓学会 膵癌診療ガイドライン改訂委員会編 金原出版より一部改変）

TNM 3つの因子から病期を判定する

膵臓がんの病期は、がんの大きさと広がり（T）、リンパ節転移（N）、遠隔転移（M）の３つ因子の組み合わせから判定します。

T因子 がんの大きさと広がり

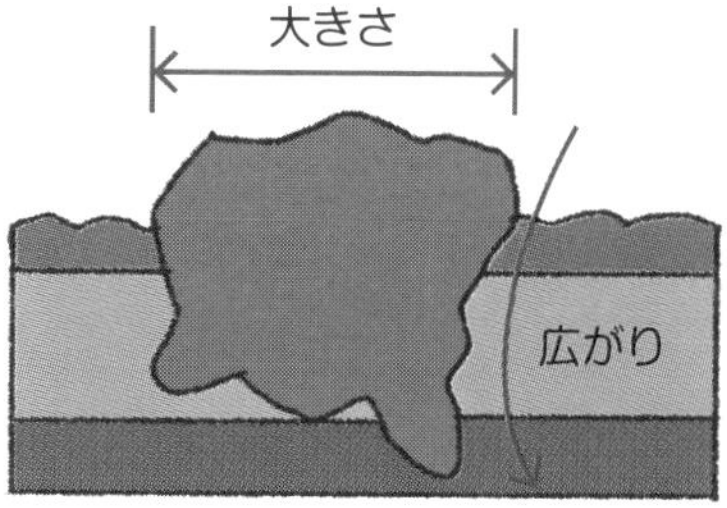

大きさとともに、臓器にとどまっているか、あるいは臓器の外に広がっているかなども重要なポイントになる

＋

N因子 リンパ節に転移しているか

周囲のリンパ節への転移があるか、ある場合にはその数などもポイントになる

＋

M因子 遠い臓器に転移しているか

他臓器への転移があるかないか、その臓器は隣接する臓器か遠い臓器かがポイントになる

標準治療

ステージに対応した治療方針がたてられる

膵臓がんの治療は、ステージごとに「標準治療」が定められています。医師から提示されるのは、この標準治療がほとんど。手術に関しては「切除可能性分類」も重要です。

「標準治療」とは、根拠あるもっとも適切な治療法

「標準治療」と聞くと〝平均的な治療〟ととらえがちですが、そうではありません。これは科学的根拠にもとづいて効果と安全性が検証された最良の治療法なのです。

また近年、膵臓がんではステージに加えて〝がんをとり切れるかどうか（切除可能性分類）〟も重要視されています。ガイドラインでは、ステージに応じて切除可能性分類とともに標準治療が定められており、がん摘出によって根治を目指す「外科的治療法（切除手術）」、抗がん剤などでがんを攻撃する「化学療法」、化学療法と放射線治療を併用する「化学放射線療法」などがおこなわれます。

「切除可能性分類」によって手術すべきかが決まる

膵臓がんでは「切除可能性分類」より、切除手術の判断を「切除可能、切除可能境界、切除不能」の三つに分類します。

切除可能は「すべてとり除くことができるがんで、手術対象」と考えられるものです。それとは逆に「すべてとり切ることができないがんで、手術の対象外」とされるのが切除不能です。

もうひとつの切除可能境界は「切除手術では、がんが体内に残る可能性が高い」ことを意味し、「ボーダーライン・リゼクタブル」とも呼ばれます。転移はしていないものの、膵臓のまわりの主要な血管にがんが広がっている状態で、切除手術をしても、再発の可能性が高いと考えられます。

▼切除手術における３つの選択

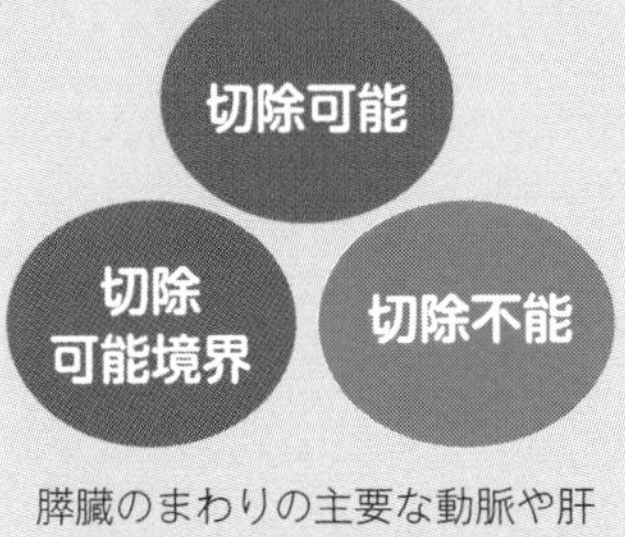

膵臓のまわりの主要な動脈や肝臓につながる門脈に広がっていないかが分類の決め手になる

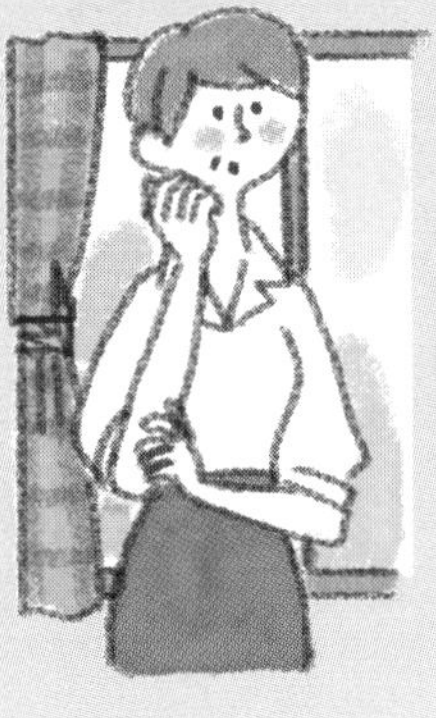

そのため、切除手術の前に、化学療法や化学放射線療法をおこない、がんが小さくなったら切除するという治療法（コンバージョン手術）が提案されています。

治療方針は病期の診断から導かれる

ステージ0、またはステージⅠ・Ⅱで切除可能なら、切除手術（→P84）で根治を目指します。また、ケースに応じて、手術前の抗がん剤治療などの化学療法（→P86）などを検討します。

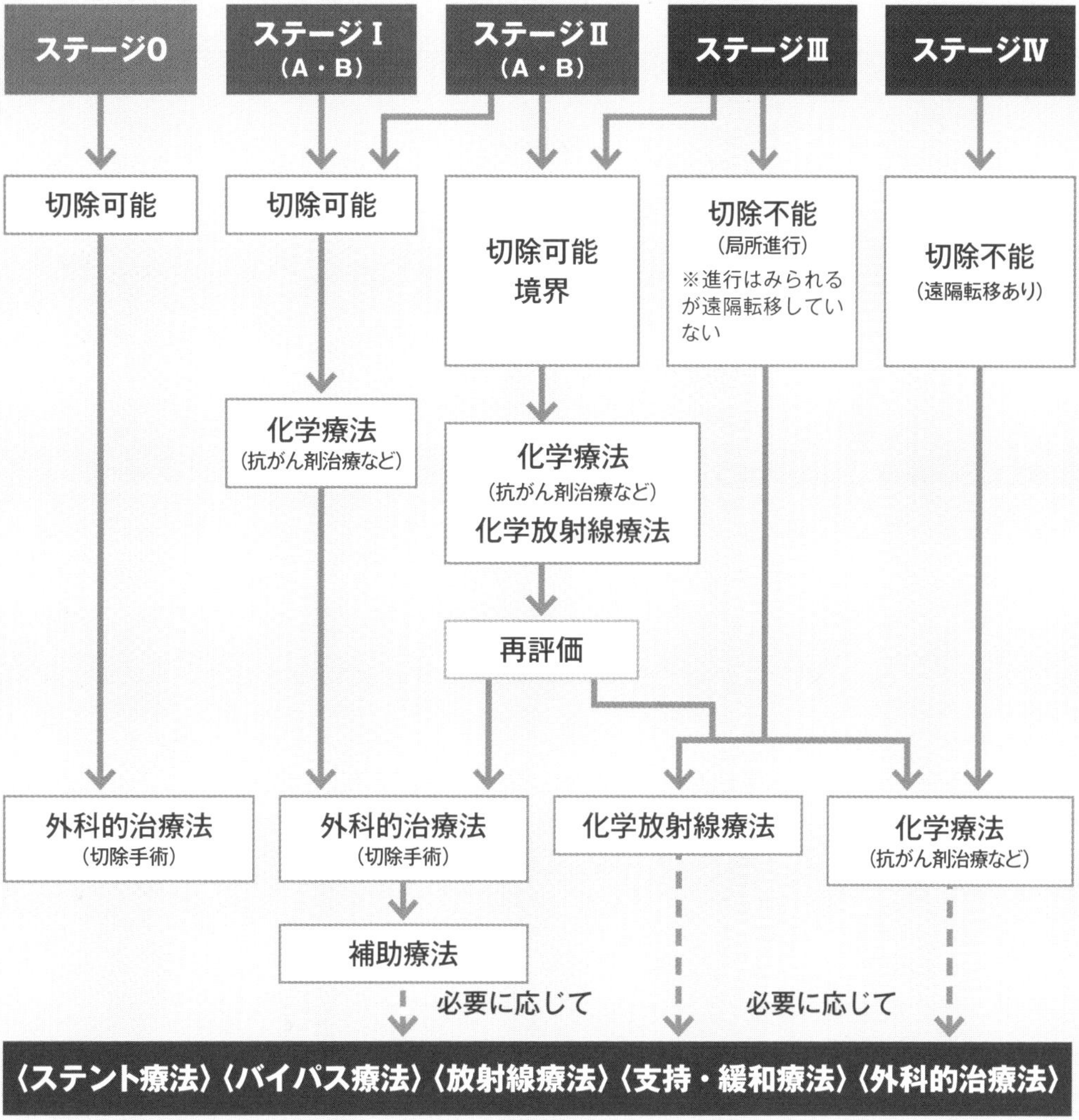

（『膵がん診療ガイドライン2019の解説』日本膵臓学会 膵癌診療ガイドライン改訂委員会編 金原出版より）

治療法の選択

医師まかせにせず、病気としっかり向き合う

膵臓がんの治療は、その後の人生に大きくかかわるもの。医師まかせではなく、患者さん自身で決めることが大切です。病気の知識を身につけながら、「自分はどうしたいか」を考えます。

病気と向き合うための4つのポイント

4つのポイントを押さえておくことで情報が整理されます。不安なことは、思い悩まずに医師にぶつけてみましょう。

Point 1 医師の説明をしっかり聞く

医師から診断や治療法などの説明がある。しっかり聞いて理解する

● 医師に治療法や手術法を図にしてもらう

膵臓がんの手術法はとくに複雑なため、図にして説明してもらうとよい

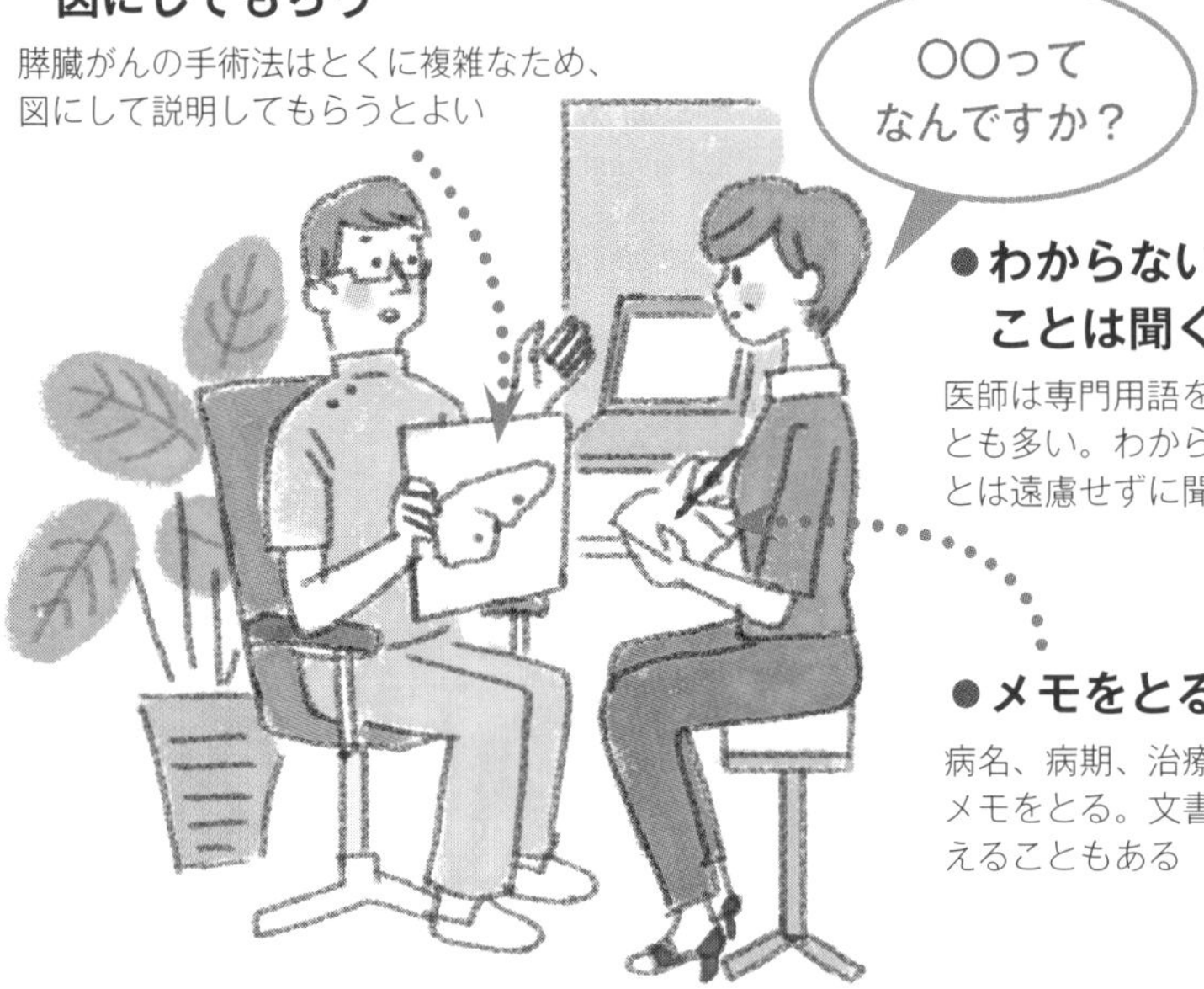

● わからないことは聞く

医師は専門用語を使うことも多い。わからないことは遠慮せずに聞く

● メモをとる

病名、病期、治療法名はメモをとる。文書をもらえることもある

限られた診察時間の中で上手に質問する工夫も大切

膵臓がんの治療でもっとも大切なのは、自分がどうしたいのか、心構えを決めることです。

決断するには、正確な情報が必要です。病状をいちばん理解しているのは担当医ですから、まずは医師の説明をしっかり聞くこと。それから、自分でも病気について書籍などで調べてみましょう。

わからないことや不安なことがあれば、率直に医師に伝えてください。うまく話せない人は、あらかじめ三～四つの質問をメモにまとめておくのがおすすめです。診察時に「今日は、これだけ聞かせてください」とメモをみせれば、医師も対応しやすくなります。

Point 2 自分はどうしたいのか考えを書き出してみる

希望する治療法や伴う負担、リスクについて書き出してみると、自分がなにを優先させたいかがみえてくる

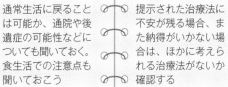

Hさん

根治を目指して治療に専念したい

治療期間が長くかかり、体への負担が大きくなる可能性がある。経済的な負担も増えやすい

Iさん

仕事を続けたい

副作用や後遺症が少ない治療法を選ぶ。通院で治療が受けられるかなどもポイントに。在宅勤務なども検討する

Jさん

痛みやつらい思いはしたくない

副作用が少なく、痛みのコントロールが可能かどうかで考える。緩和ケアを早い段階から積極的にとり入れる

Point 3 病気について調べてみる

病気の知識を得ることはとても重要だが、注意が必要なのは、ネットの情報。根拠に欠けるもの、特殊な経験談なども多い

- 膵臓がんについて書かれた書籍を読む
- 相談窓口や信頼できる情報サービスを利用する（→P98）
- インターネット上などの根拠のない情報にまどわされない。根拠のしっかりしたサイトを選ぶ（→P98）

Point 4 基本的な情報を整理し、不明点を確認する

集めた情報を整理すると、自分がわからないことや知りたいことが明確になる。質問事項を簡潔にまとめておく

受ける治療は根治を目指すものなのか

根治を目指す治療なのか、延命を目指すものなのか確認する。根治できる確率や、生存期間の見込みについても聞いておく

治療にかかる時間や費用はどれくらいか

とくに保険適用外の治療法は高額になる。加入している民間保険で、カバーできるかどうかも確認する

治療後の生活はどうなるのか

通常生活に戻ることは可能か、通院や後遺症の可能性などについても聞いておく。食生活での注意点も聞いておこう

ほかに考えられる治療法はあるのか

提示された治療法に不安が残る場合、また納得がいかない場合は、ほかに考えられる治療法がないか確認する

セカンド・オピニオン

情報を集め、納得したうえで治療にのぞむ

治療法の選択に迷ったときは、別の医師に意見を聞くこともできます。担当医と同じ意見でもちがう場合でも、新たな意見を得ることで納得できれば、集中して治療にとり組めるはずです。

第二の意見が聞きたいときはセカンド・オピニオンを利用

治療法について、別の病院の医師に〝第二の意見〟を求めることを「セカンド・オピニオン」といいます。これは、患者が納得して治療を受けるための制度です。

今は医師の間でも理解が広まっていますが、言い出しにくいという人も多いようです。「家族が希望している」と切り出してもよいでしょう。時間を要するので、希望があれば迅速に行動してください。

また、治療法を選択した際には、治療にかかる費用や療養費、助成・支援制度は利用できるのか、などについて情報を得ることも大切です。病院の相談窓口などで相談するとよいでしょう。

外科手術は難易度が高い。手術件数も判断材料に

膵臓がんの手術は、単にがんを切除するだけではありません。残った臓器をつないで食物の通り道を確保したり、血管を再建したりする必要があります。高度な技術を要する難易度の高い手術で、重大な合併症のリスクもあります。

手術を受ける際は、病院の手術件数も考慮したほうがよいでしょう。手術件数が多い病院は、少ない病院に比べて、合併症が少なく、治療成績もよい傾向があります。

ひとつの目安となるのが、日本肝胆膵外科学会が認定する、高度技能専門医の修練施設です。

高度技能指導医、あるいは高度技能専門医が常勤している病院のうち、高難度肝胆膵外科手術を一年間に五〇例以上おこなっている施設を「修練施設（A）」、三〇例以上の施設を「修練施設（B）」としています。全国の修練施設は、日本肝胆膵外科学会のホームページで検索できます（→P98）。

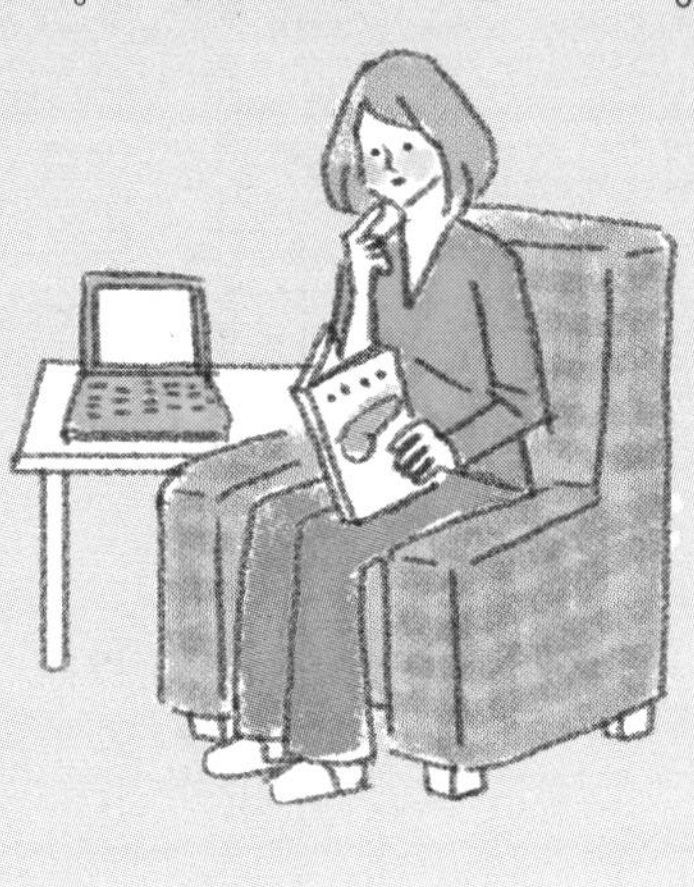

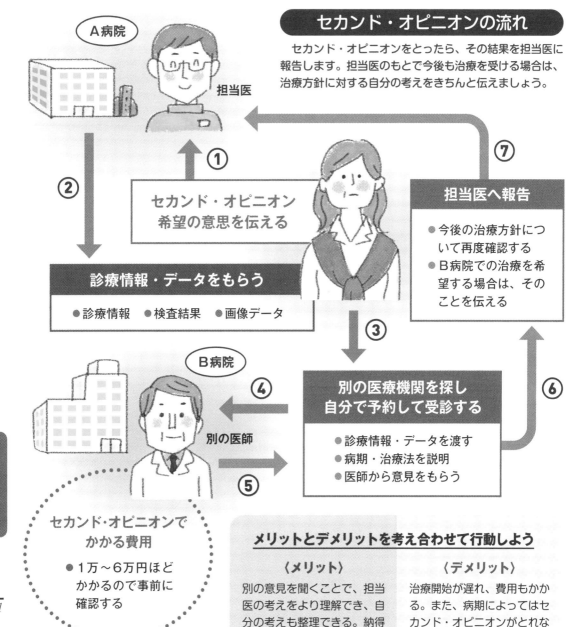

セカンド・オピニオンの流れ

　セカンド・オピニオンをとったら、その結果を担当医に報告します。担当医のもとで今後も治療を受ける場合は、治療方針に対する自分の考えをきちんと伝えましょう。

①
セカンド・オピニオン希望の意思を伝える

②
診療情報・データをもらう

- 診療情報
- 検査結果
- 画像データ

③
別の医療機関を探し自分で予約して受診する

- 診療情報・データを渡す
- 病期・治療法を説明
- 医師から意見をもらう

④

⑤

⑥

⑦
担当医へ報告

- 今後の治療方針について再度確認する
- B病院での治療を希望する場合は、そのことを伝える

セカンド・オピニオンでかかる費用

- 1万～6万円ほどかかるので事前に確認する

メリットとデメリットを考え合わせて行動しよう

〈メリット〉

別の意見を聞くことで、担当医の考えをより理解でき、自分の考えも整理できる。納得して治療を受けられる

〈デメリット〉

治療開始が遅れ、費用もかかる。また、病期によってはセカンド・オピニオンがとれないケースもある

苦痛への対処・緩和ケア

早期からはじめることで自分らしくいられる

がんの患者さんは体の苦痛だけでなく、さまざまな心の苦痛も抱えています。早期から、あらゆる〝つらさ〟に適切に対処することで、自分らしく治療に向かい合うことができます。

つらいと感じたときから緩和ケアははじめられる

　緩和ケアというと「がんの終末期の医療」と思われがちですが、〝終末期だけ〟のものではありません。緩和ケアは、がんによる痛みはもちろん、治療による苦痛、家族や仕事の不安、孤独感、死への恐怖といった精神的なつらさも含めて、トータルでケアするものです。したがって、がんと診断されたら、どのような状態でも、家族でも緩和ケアを受けられます。

　患者さんや家族のつらさを早期からケアできれば、治療経過にもよい影響を及ぼします。つらいと感じたら、がまんすることはありません。医師や看護師に伝え、緩和ケアにつないでもらいましょう。

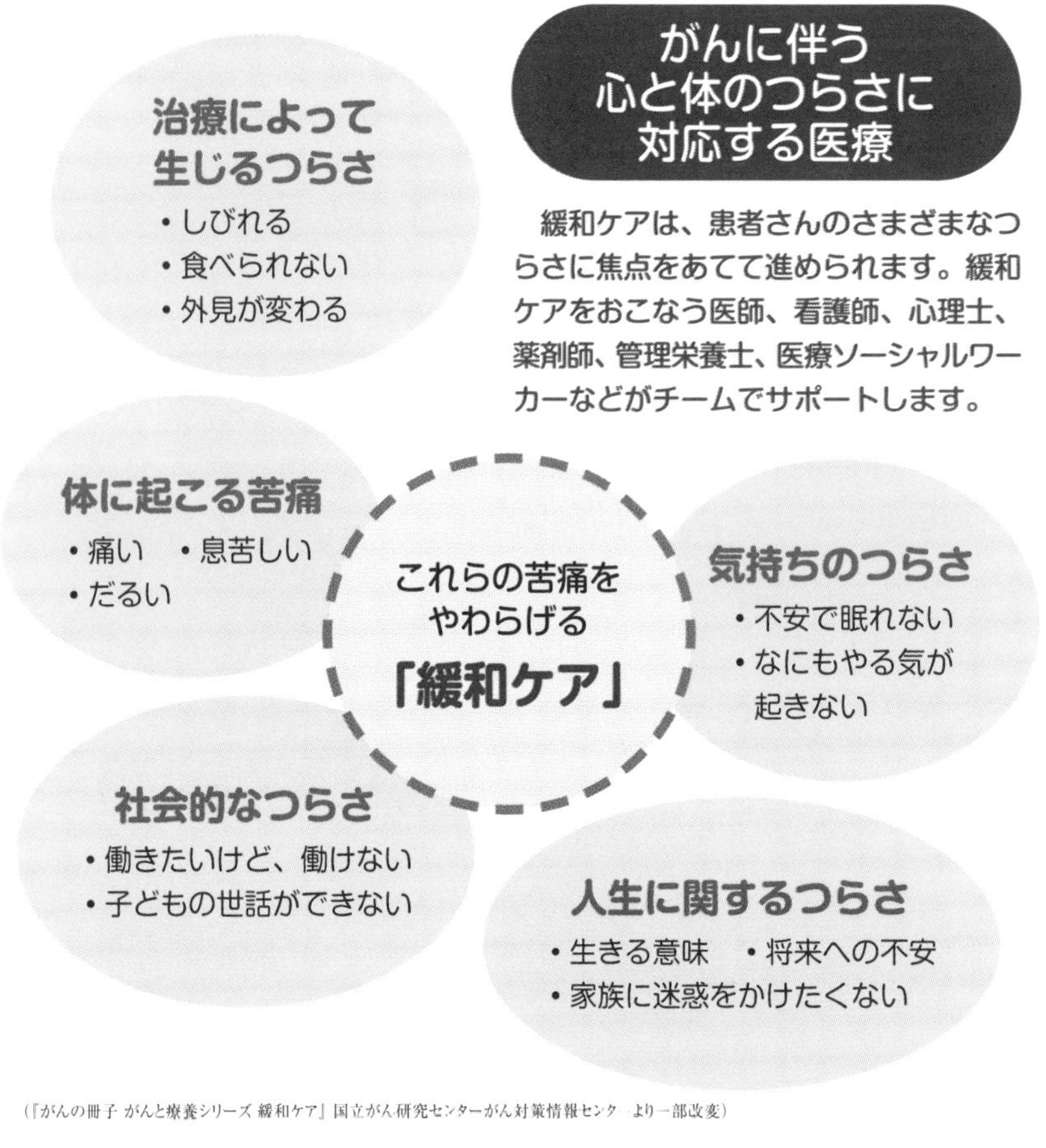

がんに伴う心と体のつらさに対応する医療
緩和ケアは、患者さんのさまざまなつらさに焦点をあてて進められます。緩和ケアをおこなう医師、看護師、心理士、薬剤師、管理栄養士、医療ソーシャルワーカーなどがチームでサポートします。
治療によって生じるつらさ
・しびれる
・食べられない
・外見が変わる
体に起こる苦痛
・痛い　・息苦しい
・だるい
これらの苦痛をやわらげる「緩和ケア」
気持ちのつらさ
・不安で眠れない
・なにもやる気が起きない
社会的なつらさ
・働きたいけど、働けない
・子どもの世話ができない
人生に関するつらさ
・生きる意味　・将来への不安
・家族に迷惑をかけたくない

（『がんの冊子 がんと療養シリーズ 緩和ケア』国立がん研究センターがん対策情報センター より一部改変）

●痛みやつらさをスケールで知らせる

表情のイラストや0～10までの数字で、痛みやつらさを客観的に伝える

〈フェイスペインスケール〉 今の自分がどの表情にいちばん近いか示す

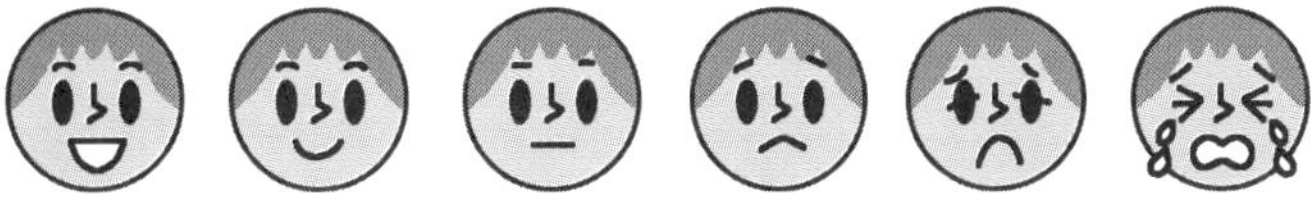

〈数値評価スケール〉 10段階で細かい違いを表すことができる

0	1	2	3	4	5	6	7	8	9	10

痛みなし → 最大の痛み

治療効果をあげるためにもがまんせずに伝える

なにがどんなふうにつらいのかは、本人にしかわかりません。スケールを使うと、わかりやすく、まわりも理解しやすいです。

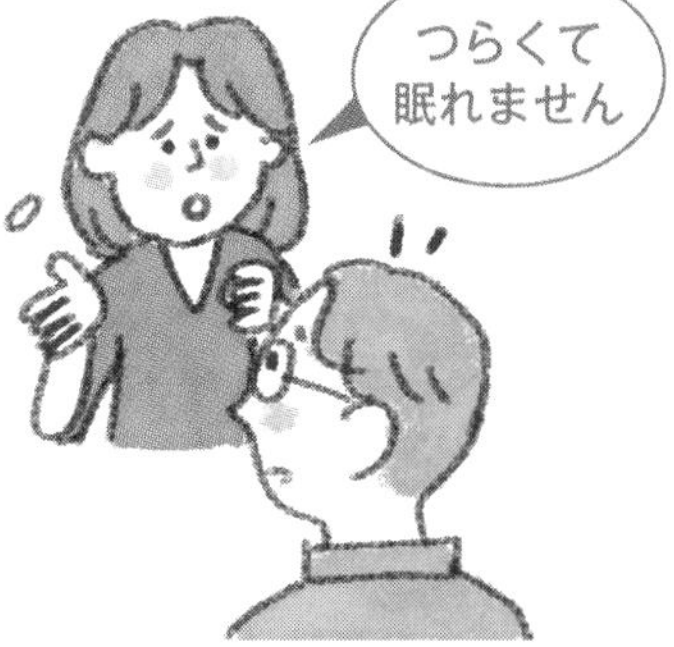

●痛みの軽減は治療にもよい影響を与える

患者さんの体力が回復し、集中して治療にとり組める

痛みやつらさを伝える → **緩和ケアを受ける** →

- 医師：**病状を把握しながら治療が進められる**
- 本人：**つらさが軽減され、体力も回復する**

→ **治療へのよい影響**

- ・治療に集中できる
- ・生活の質が保たれ自分らしく治療が受けられる

●治療と緩和ケアのバランスは変化する

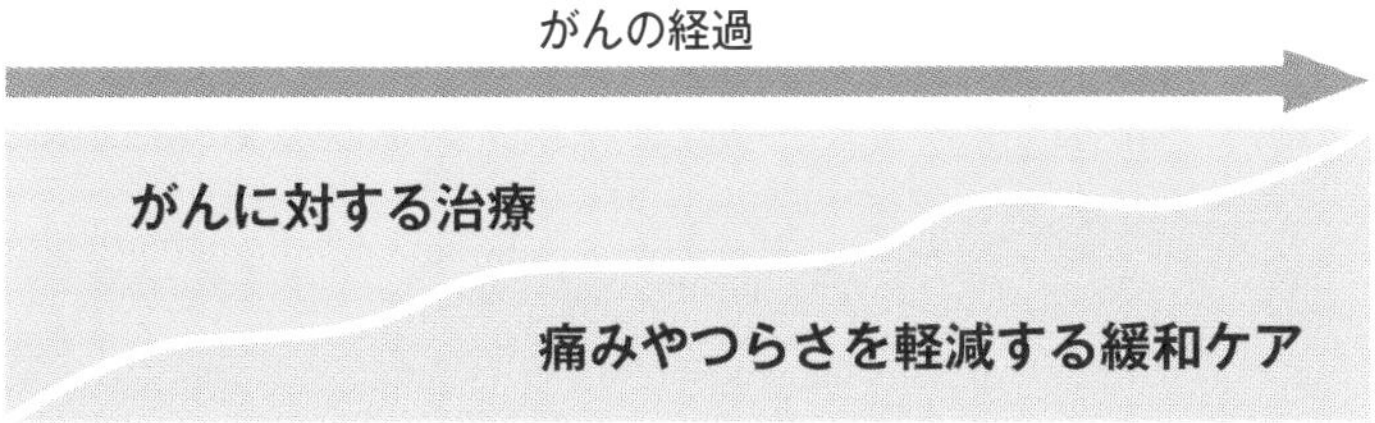

経過とともに、治療における緩和ケアの比率は高くなる

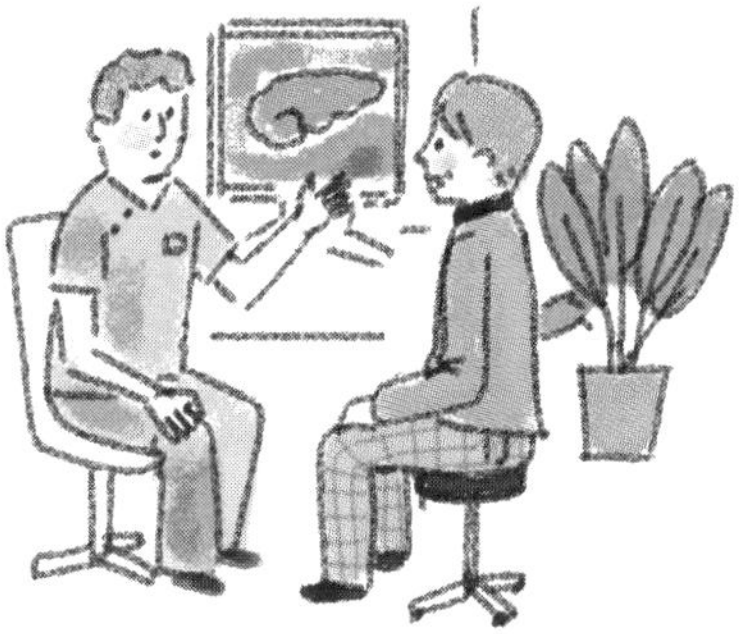

切除手術

できた場所によって切除範囲は異なる

膵臓がんの手術は、がんのできた場所によって切除する範囲が大きく異なります。できる限りがんをとり除くことで根治を目指しますが、そのぶん、手術の難易度や体への負担は大きくなります。

膵頭部がんでおこなわれる「膵頭十二指腸切除術」

膵頭部と周囲の消化管をまとめて切除し、残った消化管をつなぎ合わせます。腹部手術のなかでもっとも難易度の高い、大きな手術です。

〈切除〉

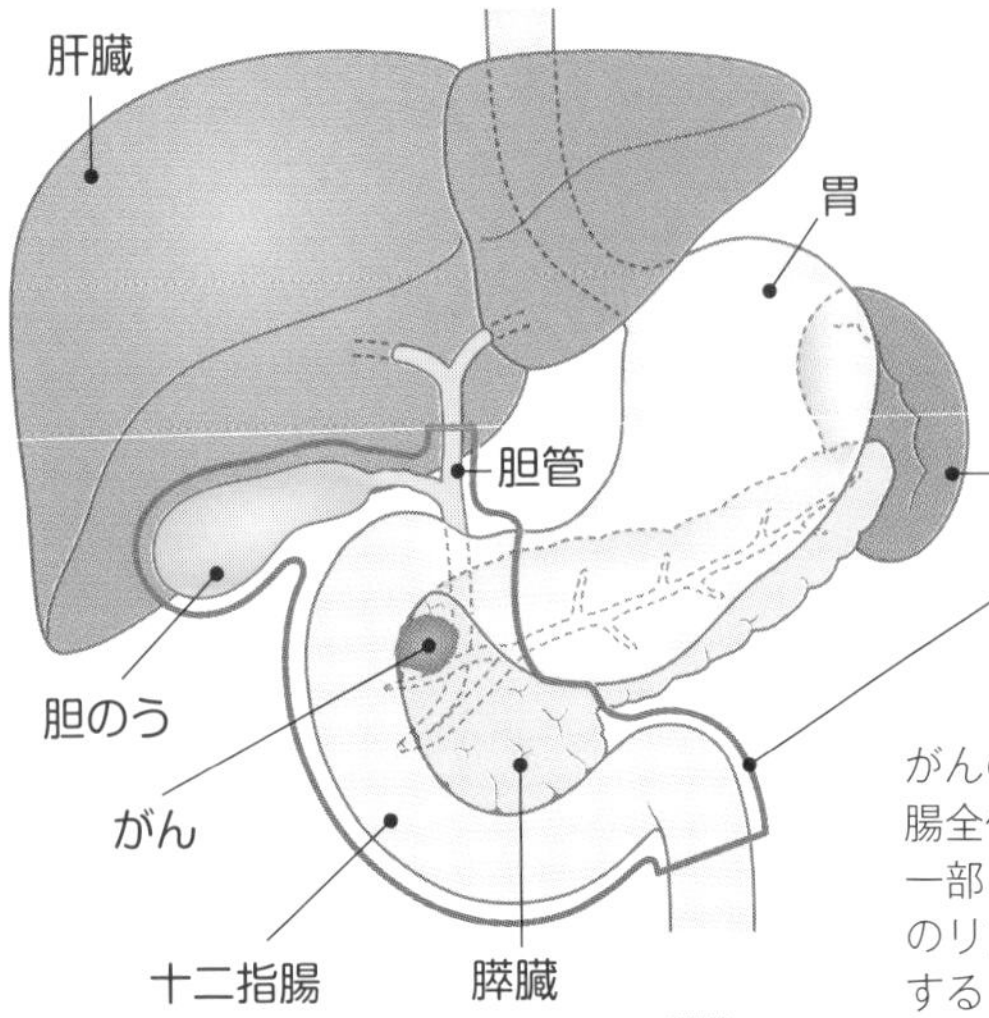

がんのある膵頭部に加え、十二指腸全体、十二指腸より続く空腸の一部、胆のうと胆管の一部、周辺のリンパ管をひとかたまりで切除する

〈再建〉

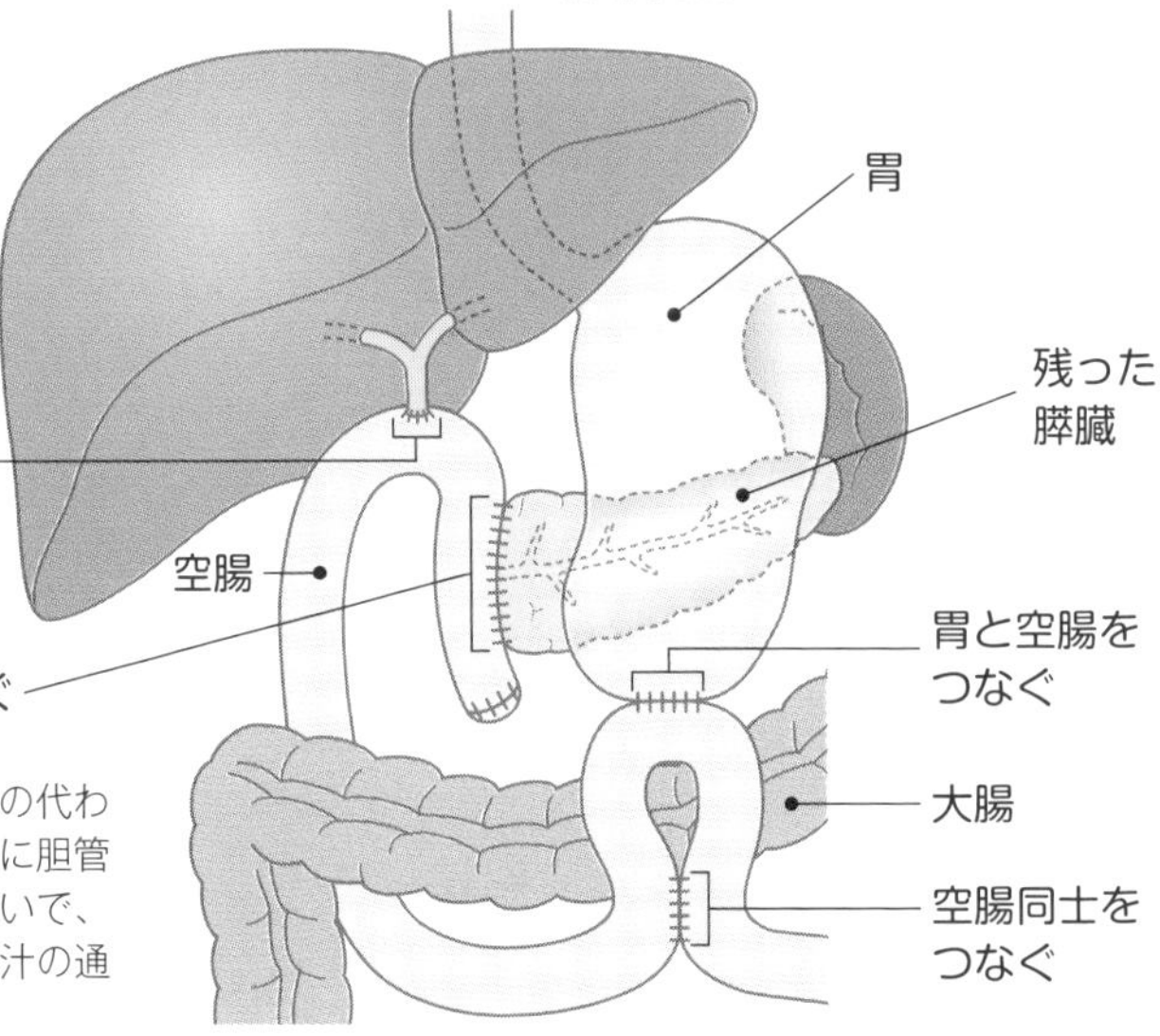

切除した十二指腸の代わりに、残った空腸に胆管や膵臓、胃をつないで、食べ物や膵液、胆汁の通り道を確保する

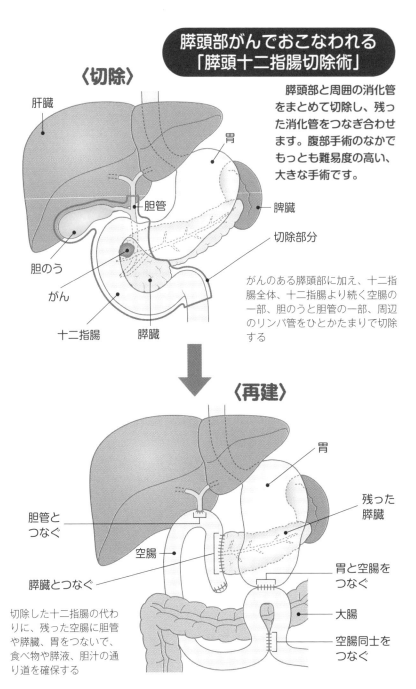

膵体尾部がんでおこなわれる「膵体尾部切除術」

再発を防ぐために、脾臓とそこにつながる血管も切除します。食べ物や膵液などの通り道は維持できるので、通常、再建は不要です。

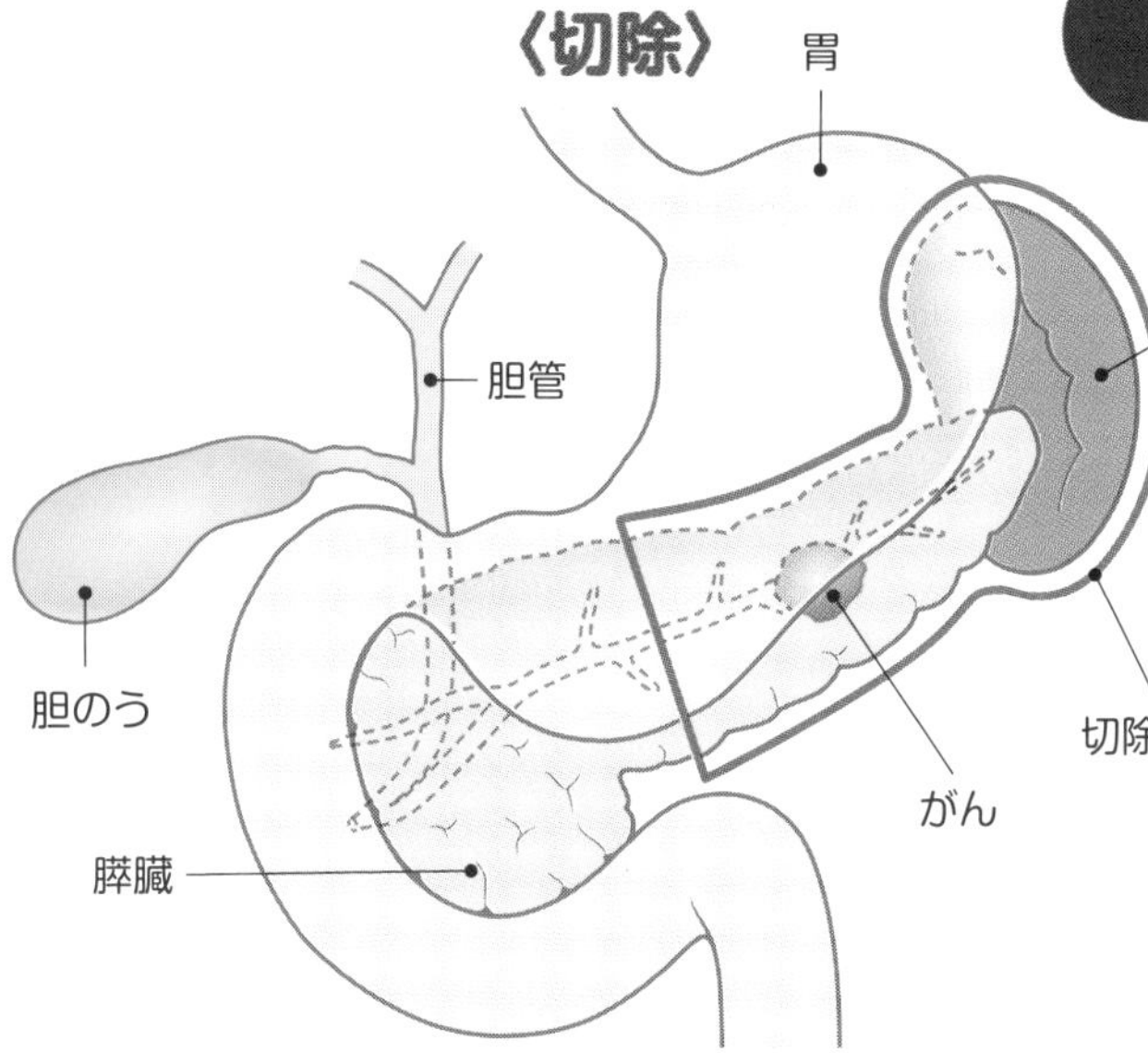

がんのある膵体尾部と、膵尾部に接している脾臓、周辺のリンパ節を切除する。また、膵体部の裏にある、腹腔動脈への浸潤がある場合は、その部分も切除してつなぎ合わせる

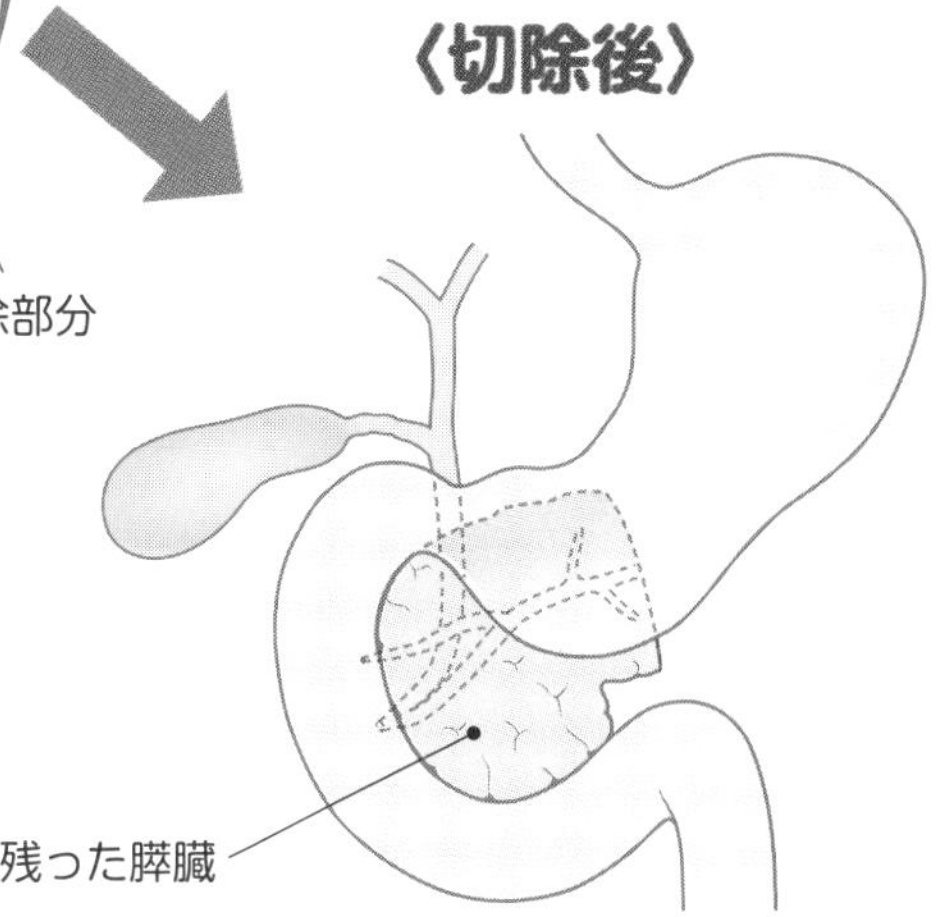

残された膵臓、膵管、胆管は、十二指腸につながっているため、再建はしない

難易度が高く時間がかかる大手術

膵臓がんの手術は根治が望める治療法ですが、非常に難しく、時間がかかります。とくに「膵頭十二指腸切除術」は切除範囲が広いうえに、再建が必要なので、手術時間は六～八時間と長くなります。

がんが膵臓全体に広がっている場合は「膵全摘術」となり、膵臓と周囲の消化管を切除して再建します。いずれも合併症がなければ、術後一ヵ月ほどで退院できます。

最近では、負担の少ない腹腔鏡手術やロボット手術がおこなえる施設も増えています。担当医に相談してみるとよいでしょう。

八〇歳以上では体力面から慎重に検討される

八〇歳以上でも、手術は選択肢のひとつになりえます。ただ、体力や栄養状態は人によってさまざまです。術後の化学療法に耐えうるかどうかも含め、慎重に検討したうえで決定する必要があります。

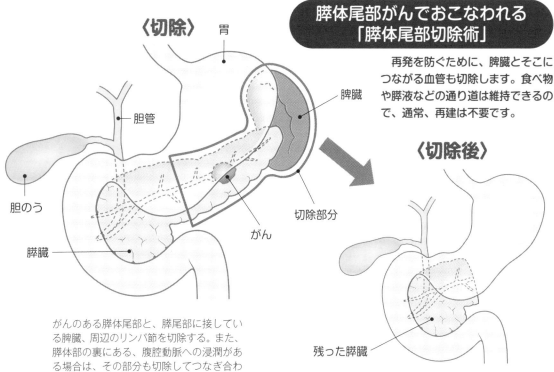

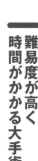

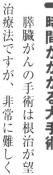

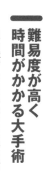

化学療法① 一次治療

抗がん剤でがん細胞を攻撃する

化学療法とは、いわゆる抗がん剤を使ったがんの治療法です。副作用のイメージがありますが、現在は、薬で副作用をコントロールできるようになっています。医師とよく相談しながら、治療を進めていきましょう。

効果と副作用のバランスを見極めながら進める

切除手術が難しい場合は、抗がん剤による化学療法か、化学放射線療法（→P90）がおこなわれます。

抗がん剤はがん細胞を攻撃して、その増殖を抑える薬ですが、正常な細胞にも作用して、副作用を引き起こします。そのため、効果と副作用のバランスを見極めながら、治療を進めていきます。治療は長期間に及ぶため、患者さんの全身状態がよいことが、適応の条件となります。

具体的な治療法としては、現在では「mFOLFIRINOX《フォルフィリノックス》療法」「ゲムシタビン＋ナブパクリタキセル併用療法」の二種類がおこなわれています。

点滴や内服薬で薬剤を投与する

初回は入院治療で、その後は通院治療が主流です。

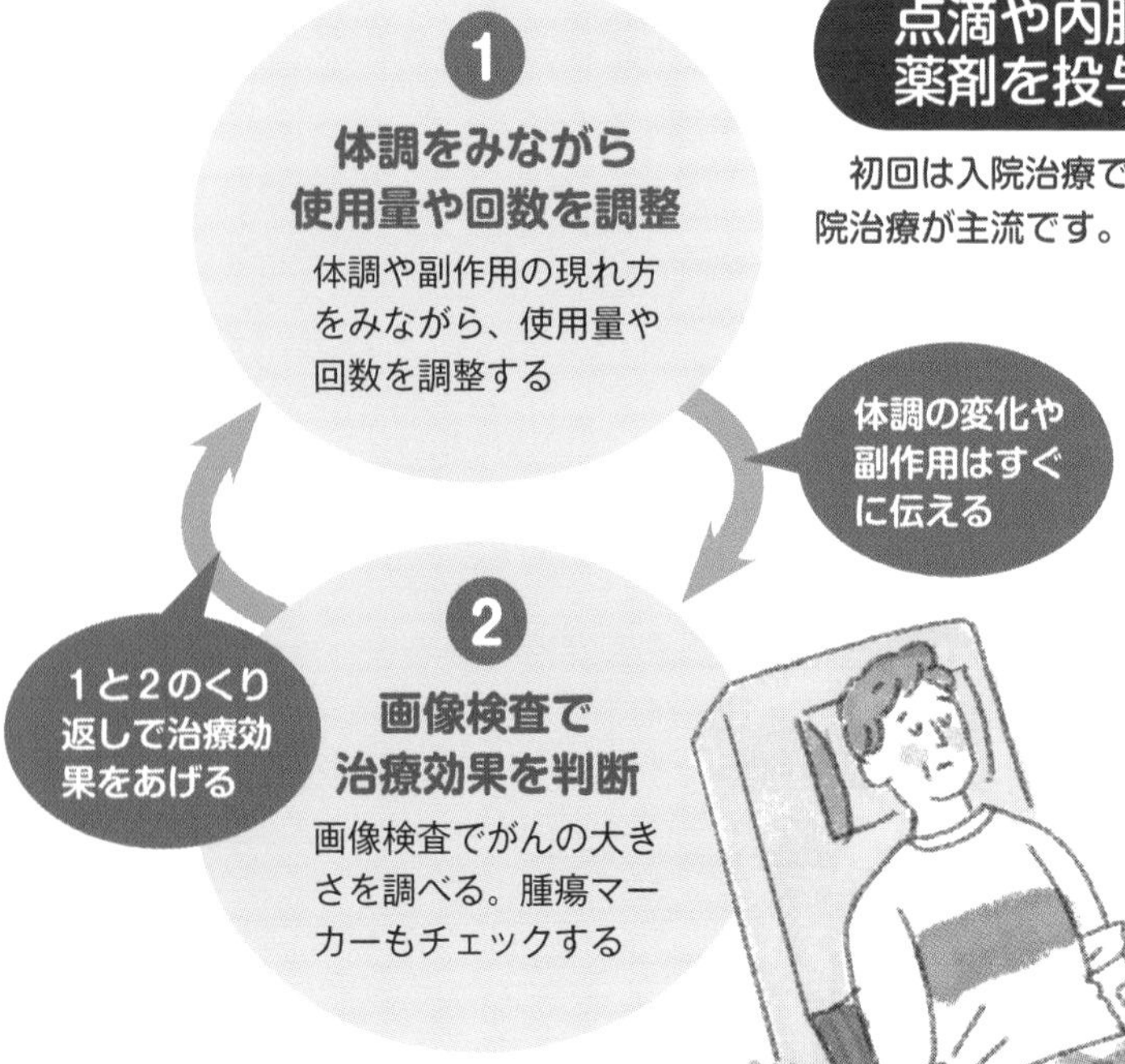
1
体調をみながら使用量や回数を調整
体調や副作用の現れ方をみながら、使用量や回数を調整する
体調の変化や副作用はすぐに伝える
2
画像検査で治療効果を判断
画像検査でがんの大きさを調べる。腫瘍マーカーもチェックする
1と2のくり返しで治療効果をあげる

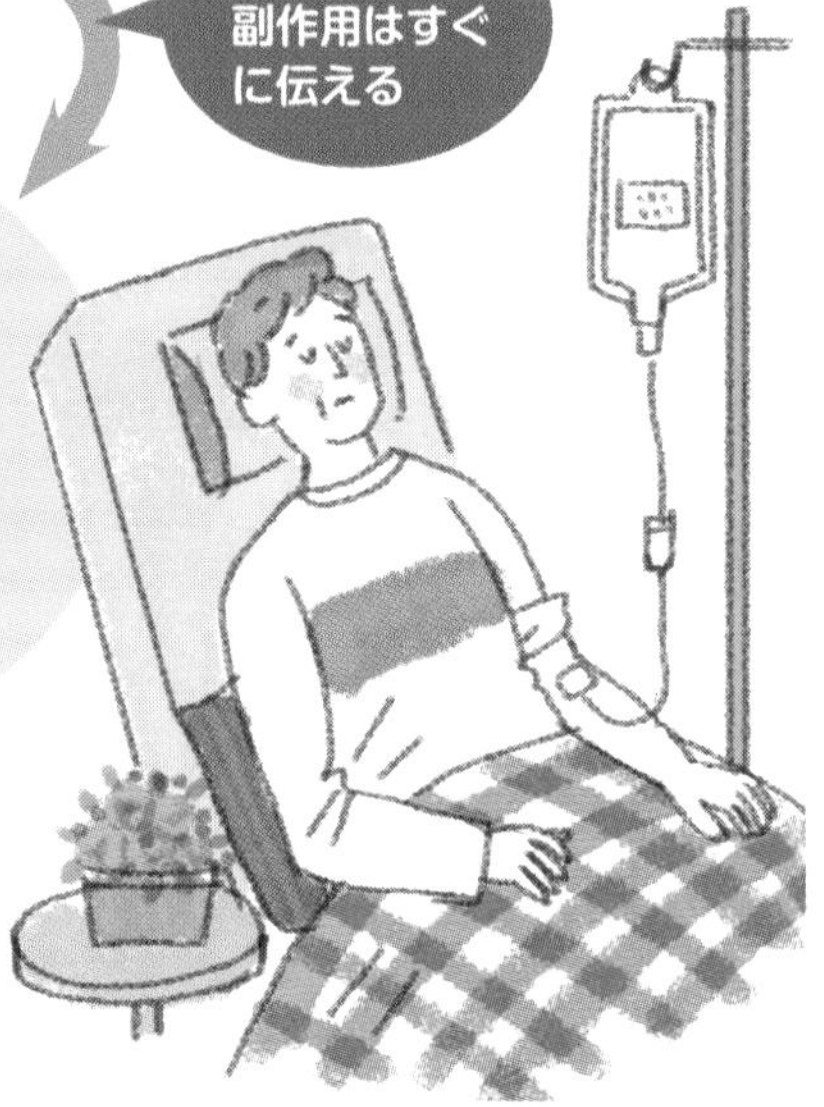

吐き気などの副作用は薬で抑えることができる

抗がん剤の主な副作用には、吐き気や食欲不振、倦怠感、脱毛、口内炎などがあります。しかし現在では、副作用を抑えるさまざまな薬が開発され、症状をかなり軽減できるようになりました。ですから、副作用が出たらがまんせずにすぐに医師に相談しましょう。

手術前後の補助療法としても効果をあげている

従来、ステージⅠ・Ⅱの切除可能ながんは、再発予防を目的として、術後に化学療法がおこなわれていました。しかし最近、大規模な臨床試験で術前化学療法の有効性が認められ、手術前後の化学療法が標準治療となっています。

また、切除可能境界がん（→P76）にも、術前の化学療法や化学放射線療法がおこなわれます。がんを小さくし、手術でのとり残しを減らす効果があり、生存率の改善が期待されています。

治療コースは週単位でおこなわれる

化学療法は治療コースが週単位で決められており、これを数コースくり返しおこないます。

mFOLFIRINOX（フォルフィリノックス）療法で使用される薬

一般名	製品名
フルオロウラシル	5-FUなど
オキサリプラチン	エルプラットなど
イリノテカン	カンプト、トポテシンなど
レボホリナート	アイソボリンなど

ゲムシタビン＋ナブパクリタキセル併用療法で使用される薬

一般名	製品名
ゲムシタビン	ジェムザールなど
ナブパクリタキセル	アブラキサン

※投薬スケジュール→P88

mFOLFIRINOX療法（点滴：1回約50時間）

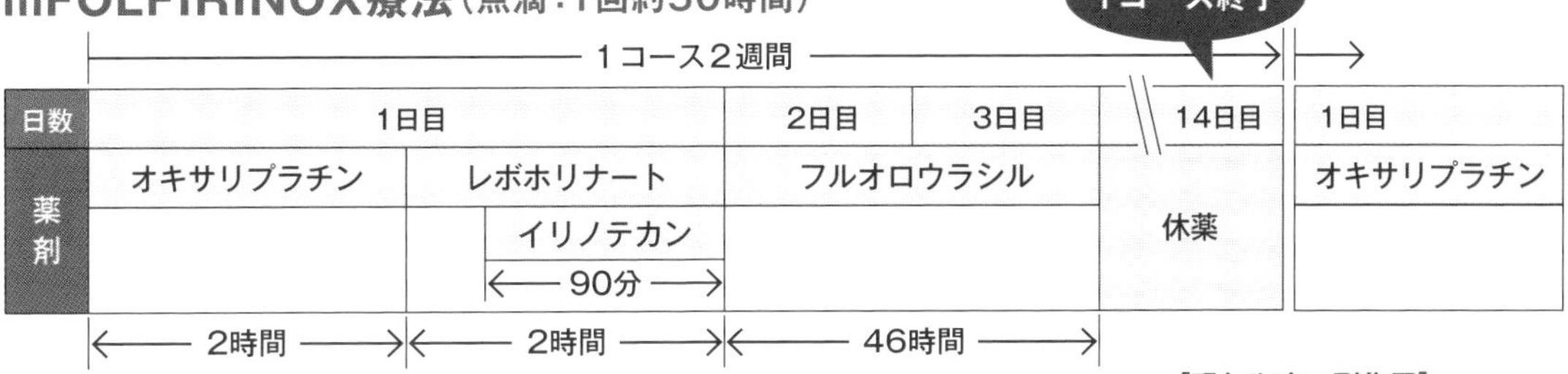

治療は２週間で１コース。４つの薬剤を点滴で投与する。約50時間の点滴となる。皮下に点滴用の器具（ポート）を埋め込めば、２週間に１回の外来通院でも治療できる。

[現れやすい副作用]
下痢、吐き気、疲労感、末梢神経障害など

（『消化器難治癌シリーズI 膵癌』日本消化器病学会編 日本消化器病学会、『日本医師会雑誌on-line第150巻・第5号 膵がん外科治療の変遷』川井学、山上裕機著より）

化学療法② 二次治療

第二の抗がん剤で効果を高める

一次治療で使用した、抗がん剤の効果と副作用のバランスを見極めながら、状態に応じて、別の抗がん剤に切り替える二次治療がおこなわれます。

一次治療と二次治療の組み合わせ

一次と二次で作用の異なる薬を選ぶのが原則。効果を高め、副作用の軽減をはかります。

一次治療	二次治療
mFOLFIRINOX療法	(以下のいずれか) ➡ ゲムシタビン+ナブパクリタキセル併用療法 ➡ ゲムシタビン単独療法 ➡ ゲムシタビン+エルロチニブ併用療法
ゲムシタビン + ナブパクリタキセル 併用療法	(以下のいずれか) ➡ mFOLFIRINOX療法 ➡ エスワン単独療法 ➡ リポソーマルイリノテカン+FF療法 (フルオロウラシル+レボホリナート+リポソーマルイリノテカン)

ゲムシタビン+ナブパクリタキセル併用療法
(点滴:1回約1時間45分)

1コース終了

日数	1	2	3	4	5	6	7	8	9	10	11	12	13	14	15	16	17	18	19	20	21	28	29
ゲムシタビン	○							○							○								
ナブパクリタキセル	○							○							○								

←1週目→ ←2週目→ ←3週目→ 4週目 休薬

治療は4週で1コース。3週目までは、週に1回2種類の薬剤を点滴で投与し、4週目は休薬となる。外来通院での治療が可能

[現れやすい副作用]
骨髄抑制(血液の生産能力の低下)、疲労感、末梢神経障害、下痢など

二次治療で使用される薬

一般名	製品名
エルロチニブ	タルセバ
エスワン	ティーエスワンなど
リポソーマルイリノテカン	オニバイド

(『消化器難治癌シリーズI 膵癌』日本消化器病学会編 日本消化器病学会、『日本医師会雑誌on-line 第150巻・第5号 膵がん外科治療の変遷』川井学、山上裕機著より)

一次治療と異なる薬剤を使う

最初の化学療法（一次治療）の間にがんが進行した場合や副作用が強く現れた場合は、薬を変更して化学療法を続けることがすすめられています。これを「二次治療」といい、原則として、一次治療とは作用の異なる薬を用います。

ただ、注意しなければならないのは、患者さんの全身状態です。一次治療で全身状態が低下していることも多く、慎重に検討します。

いつまで継続するかは効果と副作用次第

化学療法をいつまで続ければよいかは、科学的に検証されていません。一般に延命を目的とする場合は、抗がん剤の効果があって、重い副作用が出ていないうちは、続けたほうがよいと考えられています。しかし、化学療法には副作用や経済的な負担、時間的な拘束もあります。「自分がどうしたいのか」をよく考え、医師とよく相談して決めてください。

がん細胞を狙い撃ちする「分子標的薬」

分子標的薬は、がん細胞の増殖にかかわるたんぱく質や特定の遺伝子をブロックすることで、がん細胞だけを狙い撃ちする抗がん剤です。薬の効果を予測できるのも、大きなメリット。膵臓がんでは「エルロチニブ」がそのひとつで、1日1回の服薬で用います。ゲムシタビンとの併用で健康保険が適用されます。

▼従来の抗がん剤との違い

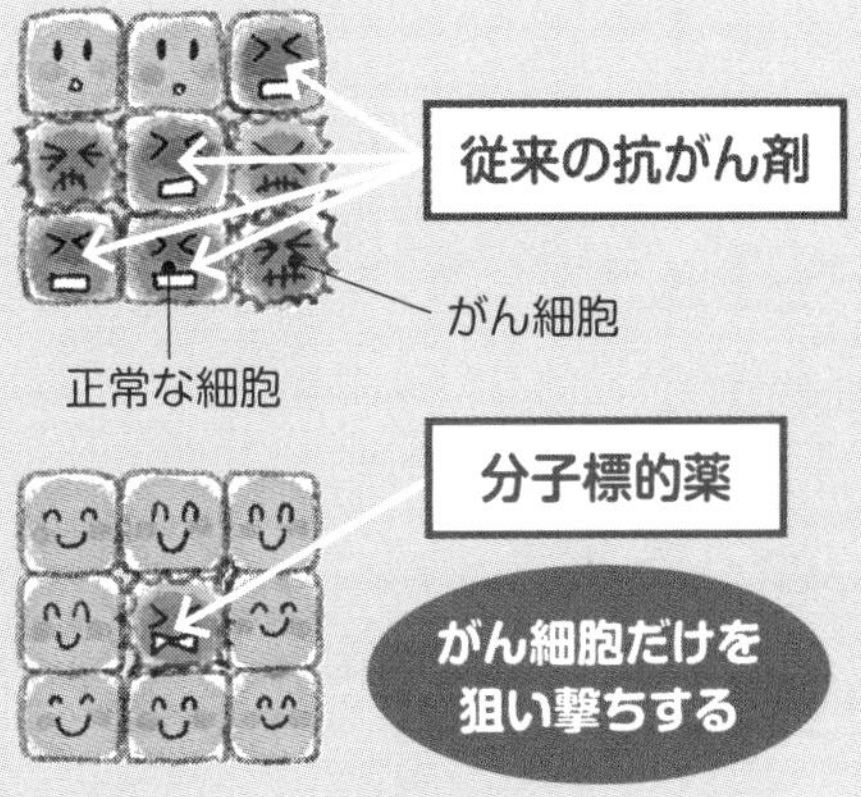

▼継続のために必要な３つのポイント

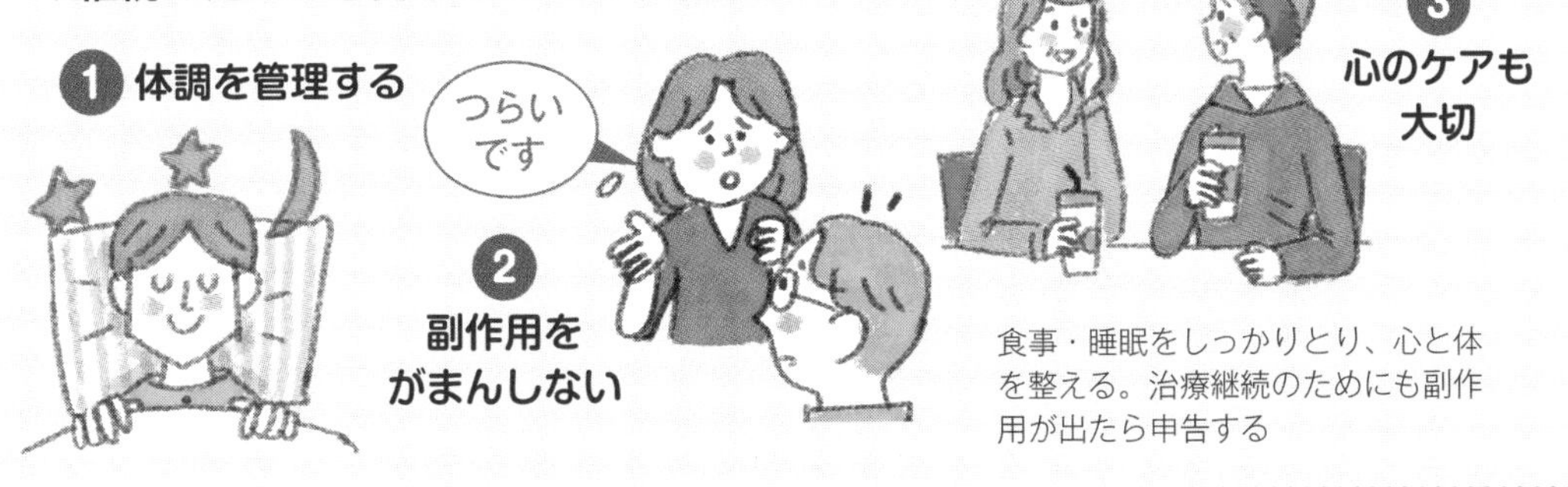

食事・睡眠をしっかりとり、心と体を整える。治療継続のためにも副作用が出たら申告する

抗がん剤＋放射線でがんの増殖を抑える

抗がん剤と放射線治療を併用して、膵臓のがんと全身に広がったがんを同時に攻撃する治療法で、おなかの痛みにも効果的です。放射線治療中は、ほぼ毎日通院が必要です。

併用によって放射線の効果が増強される

放射線治療は、体外から放射線をあてて、がんの増殖を防ぐ治療です。細胞分裂の際に遺伝情報を伝えるＤＮＡを断ち切ることで、がん細胞を死滅させます。

この放射線治療と化学療法を併用するのが「化学放射線療法」です。併用によって放射線の効果が増強されるうえ、抗がん剤が遠隔転移を防ぐ効果も期待できます。

対象となるのは「切除可能境界」や「切除不能（局所進行）」のがんです（→Ｐ77）。

最近では、はじめに切除不能と診断されても、化学療法や化学放射線療法によって切除できるようになるケース（コンバージョン手

組み合わせの効果で深く広く攻撃できる

膵臓のがんには放射線で、目にみえない全身のがんに対しては、抗がん剤で攻撃します。

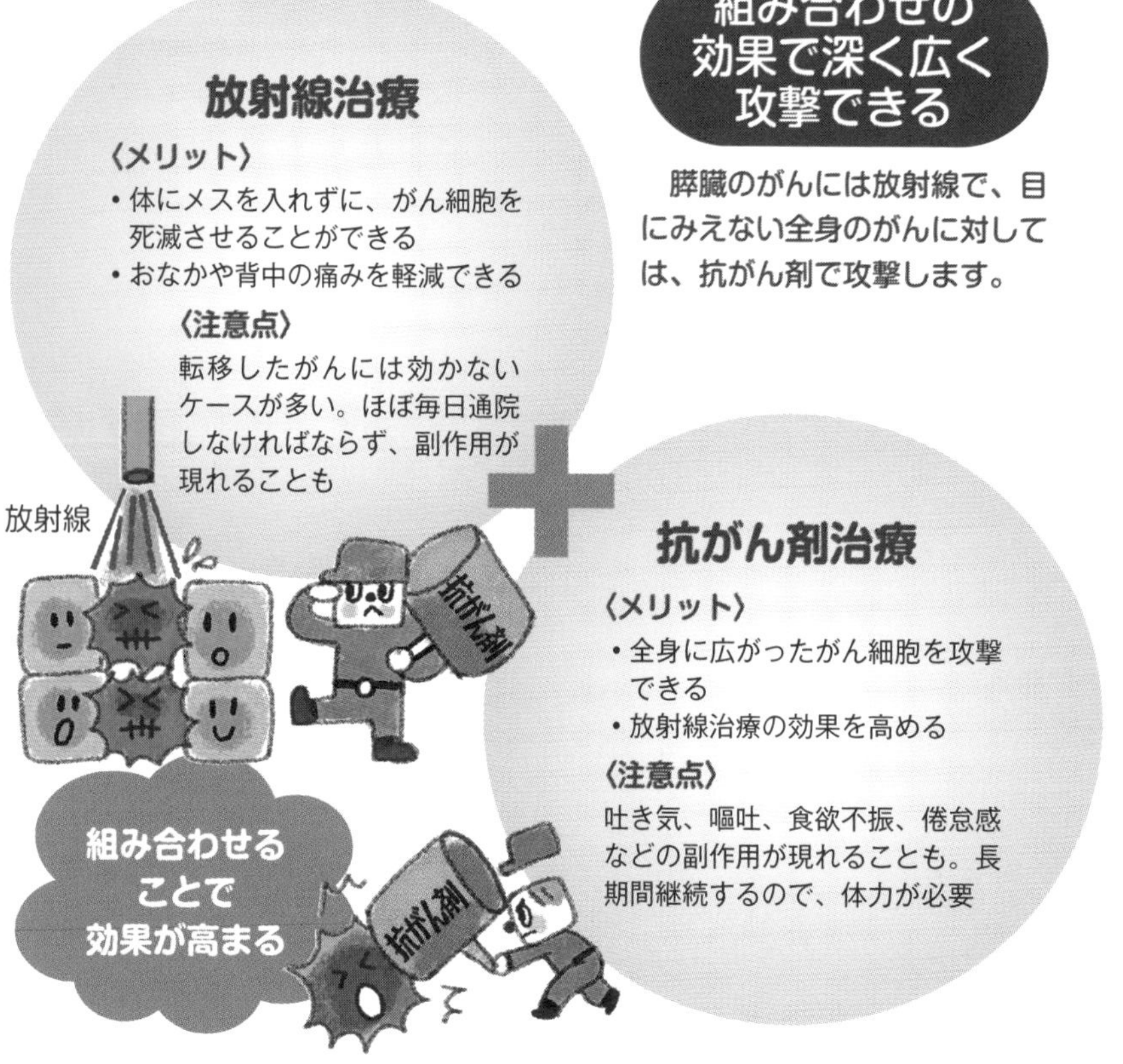
放射線治療
〈メリット〉
・体にメスを入れずに、がん細胞を死滅させることができる
・おなかや背中の痛みを軽減できる
〈注意点〉
転移したがんには効かないケースが多い。ほぼ毎日通院しなければならず、副作用が現れることも
放射線
抗がん剤
抗がん剤治療
〈メリット〉
・全身に広がったがん細胞を攻撃できる
・放射線治療の効果を高める
〈注意点〉
吐き気、嘔吐、食欲不振、倦怠感などの副作用が現れることも。長期間継続するので、体力が必要
抗がん剤
組み合わせることで効果が高まる

術）も増えています。

おなかや背中の痛みを軽くする効果も

切除不能（局所進行）がんでは、おなかや背中の痛みが現れることがあります。化学放射線療法は、このような痛みを軽くする効果もあります。一方で、吐き気や食欲不振といった副作用もみられます。近年は、がん細胞に放射線をあてる技術が大幅に進歩し、副作用の程度は軽くなってきています。

▼切除不能（局所進行）がん

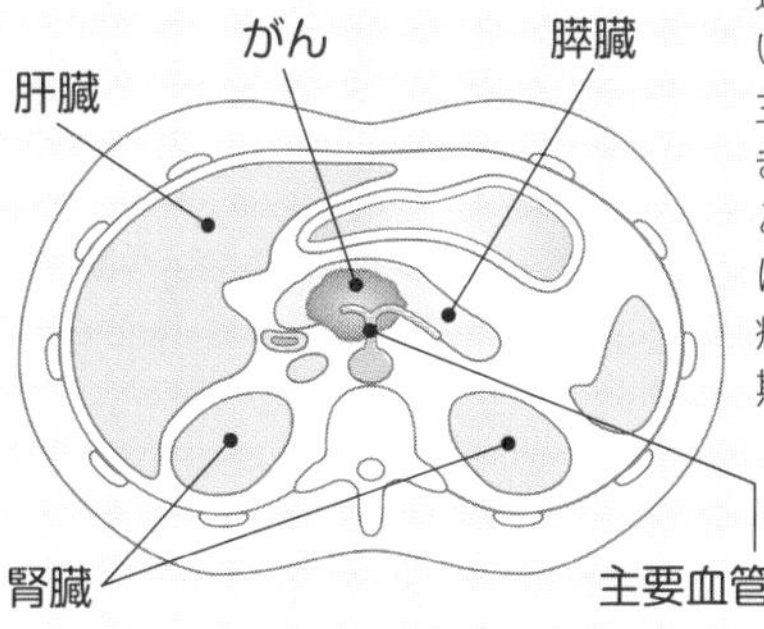

遠隔転移はないが、がんが主要血管を巻き込んでいる。こうしたがんに化学放射線療法の効果が期待される

化学放射線療法の治療コース例

ゲムシタビン、またはエスワンとの併用が一般的です。治療効果はほぼ同じです。放射線の照射時間は、１回につき５～10分程度です。

放射線＋ゲムシタビン（照射＋点滴：約30分）

1コース終了

日　数	1	2	3	4	5	6	7	8	9	····	30
放射線	□	□	□	□	□			□	□		□
ゲムシタビン	○							○			

１週間のスケジュール　　28～30日までおこなう

治療開始初日にゲムシタビンを点滴。放射線治療は1日1回、週５日間おこなう。これを28～30日までくり返す。

放射線＋エスワン（照射＋服薬：朝晩２回）

1コース終了

日　数	1	2	3	4	5	6	7	8	9	····	30
放射線	□	□	□	□	□			□	□		□
エスワン	○	○	○	○	○	○	○	○	○		○

１週間のスケジュール　　28～30日までおこなう

放射線治療は１日１回、週５日間おこない、エスワンは毎日朝晩２回内服する。これを28～30日までくり返す。

（『膵がん診療ガイドライン2019の解説』日本膵臓学会 膵癌診療ガイドライン改訂委員会 金原出版より一部改変）

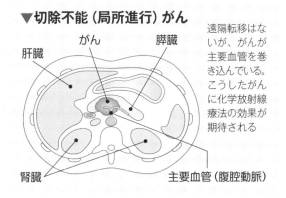

新しい技術を使ったがん治療に期待

難治性といわれる膵臓がんですが、数多くの臨床研究が実施され、新しい技術をとり入れた治療法や診断法も登場しています。一方で科学的裏づけのない方法も出回っているため、注意が必要です。

がん治療は日々進歩している

遺伝子解析や放射線技術、新薬の開発など、がん治療は目覚ましく進展しています。ここにあげた医療を受けたい場合は、まず担当医に相談しましょう。

〈遺伝子情報にもとづく新しい治療〉

がんゲノム医療

がんゲノム医療とは、多数の遺伝子を同時に調べ、遺伝子情報にもとづいた治療をおこなうものです。日本全国でがんゲノム医療中核拠点病院やがんゲノム医療連携病院などが指定され、体制づくりが進められています。短時間で多数の遺伝子を解析する「がん遺伝子パネル検査」は、一部が保険適用となっています。

▼保険適用の対象となるのはこんな人

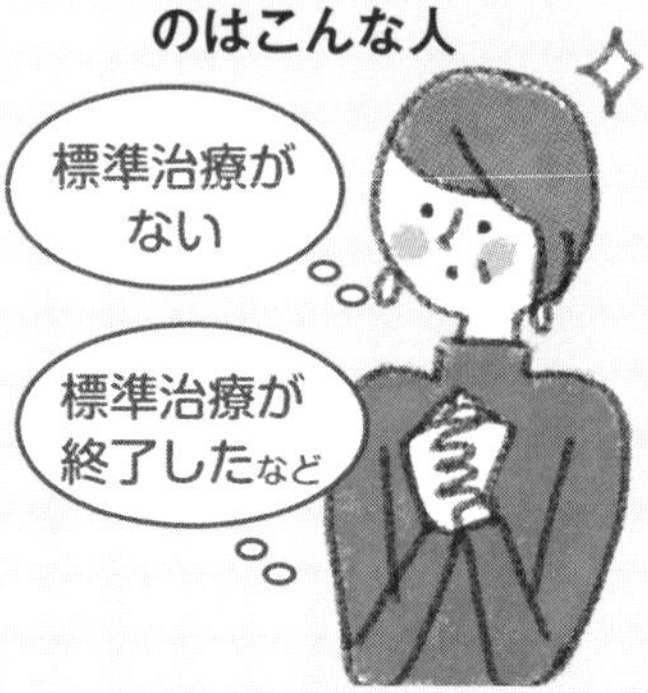

▼がん遺伝子パネル検査

合う薬があるか遺伝子解析によって調べる

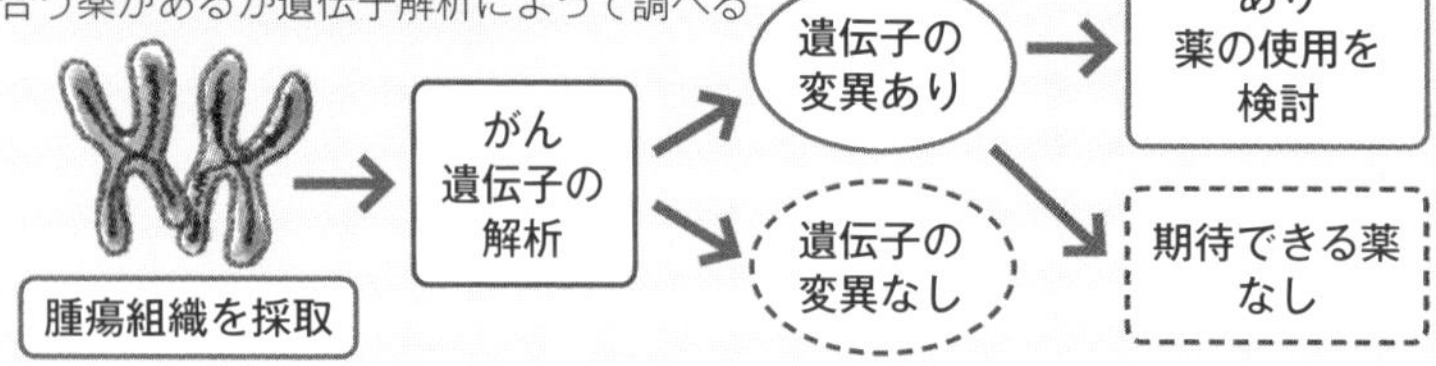
期待できる薬あり 薬の使用を検討

標準治療以外の治療は効果も費用もさまざま

がんの治療は、標準治療以外にも、がんゲノム医療や重粒子《じゅうりゅうし》線治療などが研究開発されています。

また、温熱療法や免疫療法、補完代替療法などもあります。補完代替療法は通常治療の代わりや補助を目的とするもので、健康食品やサプリメント、鍼灸《しんきゅう》、マッサージ、運動療法など数多くあります。

標準治療で思うような効果が出ないと、ほかの治療法を試してみたくなるものですが、過剰な期待は禁物です。かえって体に害を及ぼしたり、高額な費用がかかることもあります。なにかはじめたいというときは自己判断せず、必ず担当医に相談しましょう。

〈集中照射でがんを攻撃する〉

重粒子線治療

重粒子線治療は重粒子線（炭素線）を体外から照射して、がんを死滅させる方法です。重粒子線はエックス線よりも、がん細胞に対する高い殺傷能力をもっており、エックス線が効きにくい膵臓がんへの治療効果が期待されています。膵臓がんでは、一部の施設で先進医療として受けることができますが、費用は全額自己負担で1ヵ月に約300万円ほどかかります。

▼重粒子線とエックス線の線量の違い

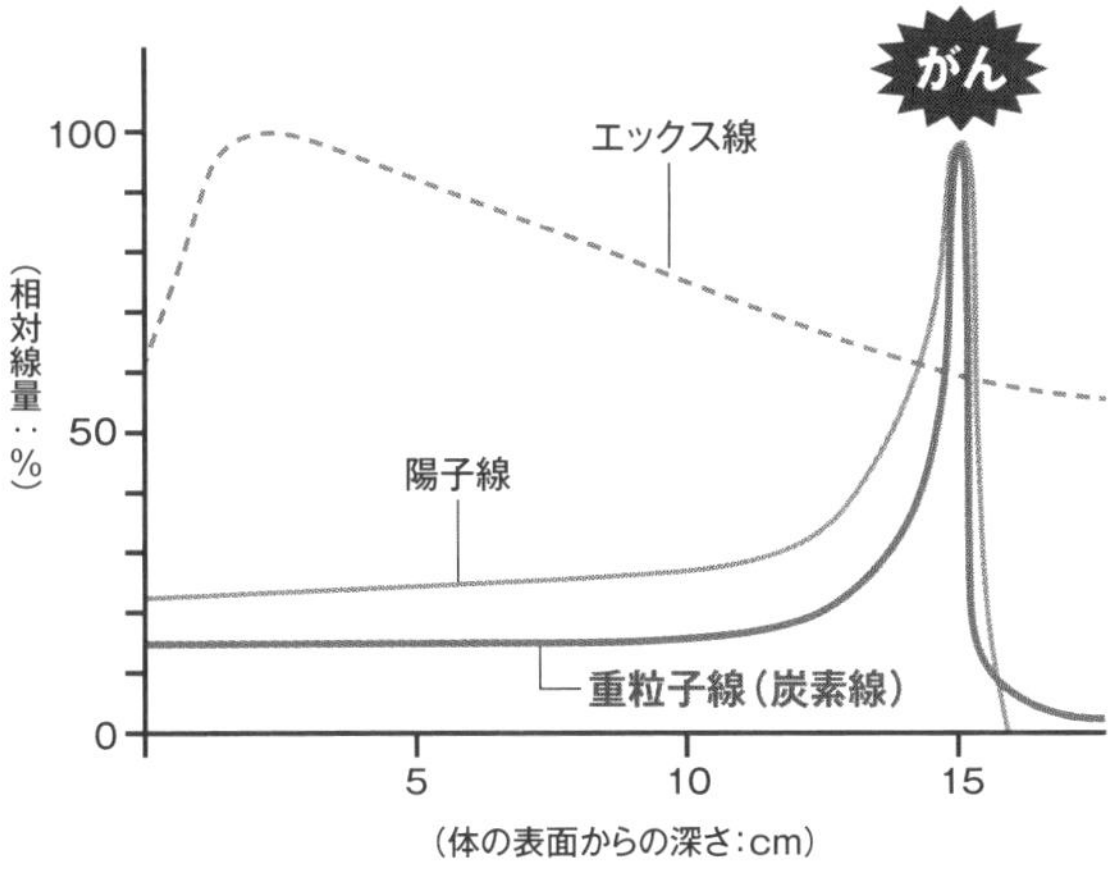

重粒子線は体内の一定の深さで線量が最大になるため、がんに集中的に照射できる

（『膵がん診療ガイドライン2019の解説』日本膵臓学会 膵癌診療ガイドライン改訂委員会編 金原出版より）

▼臨床試験から標準治療が生まれる

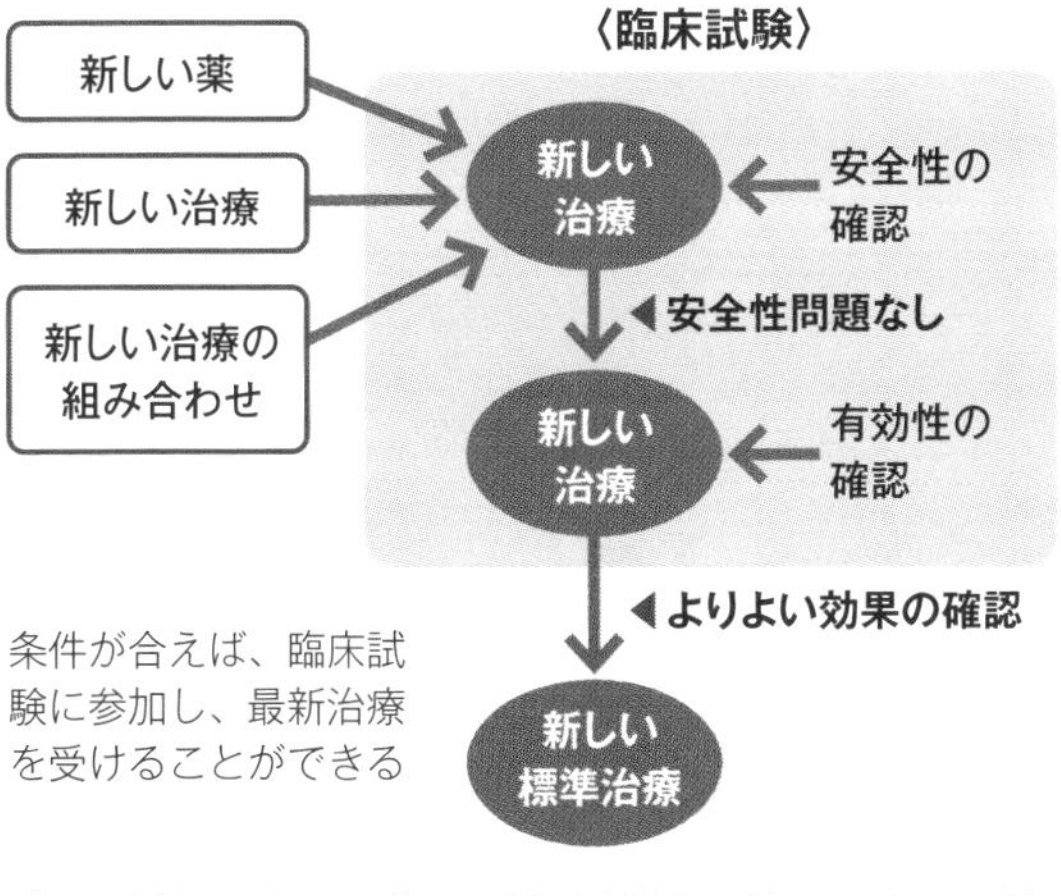

条件が合えば、臨床試験に参加し、最新治療を受けることができる

〈研究段階の新治療に参加〉

臨床試験

臨床試験とは、実際の患者さんを対象に、新しい薬や治療法の安全性や効果を検証するものです。第1相試験から第3相試験まで段階的に進められます。臨床試験のなかで、厚生労働省から薬などの承認を得るための試験が「治験」です。臨床試験はがん情報サービス（→P98）で確認できますが、試験ごとに参加条件があるので、担当医に相談しましょう。

退院後の生活

食べたいものを少量ずつ分けて食べる

膵臓がんでは治療による後遺症や副作用のために、思うように食事がとれないことがよくあります。調理法や味つけ、食事のとり方などを工夫し、食べる楽しみをなくさないようにしましょう。

食べることは生きることにつながっている

手術後の食事は、膵臓に負担をかけないよう油っこいものを避けて、消化のよいものをとるのが基本です。しかし、食欲不振、吐き気、味覚変化などの症状が出る人も少なくありません。食事がとれないと、栄養不足に陥り、全身状態の悪化につながります。

食事時間などにこだわらず、食べたいものを食べましょう。食べる楽しみは、生きる意欲につながります。いろいろ工夫して自分なりの食べ方をみつけてください。

理想の食事にこだわらずに食べられる工夫を

「1日3回のバランスのよい食事」にこだわらず、「食べたい」タイミングで食べましょう。

食欲がわかないとき ▶▶ 口あたりのよいものを食べる

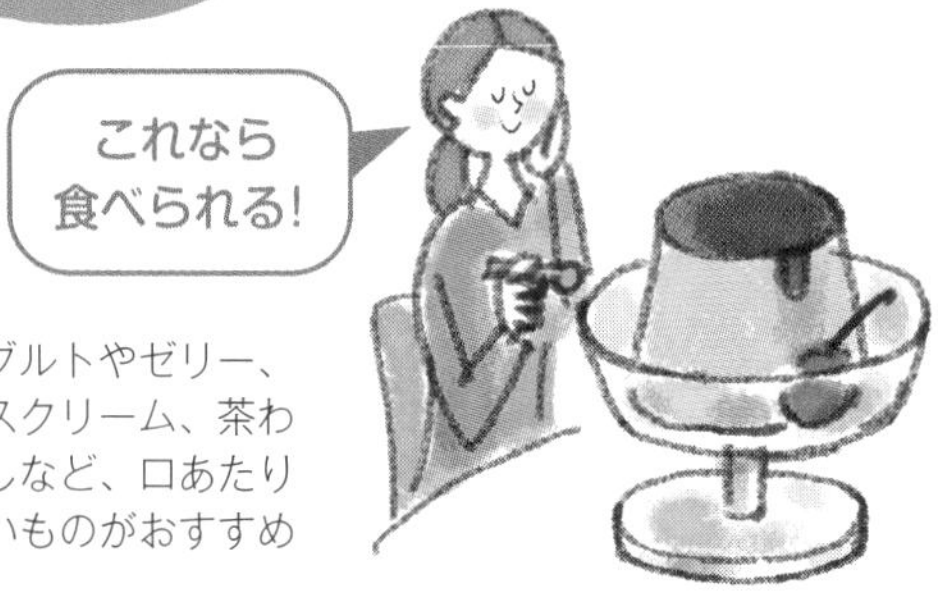

ヨーグルトやゼリー、アイスクリーム、茶わん蒸しなど、口あたりのよいものがおすすめ

においが気になるとき ▶▶ 温かいものより冷たい料理を

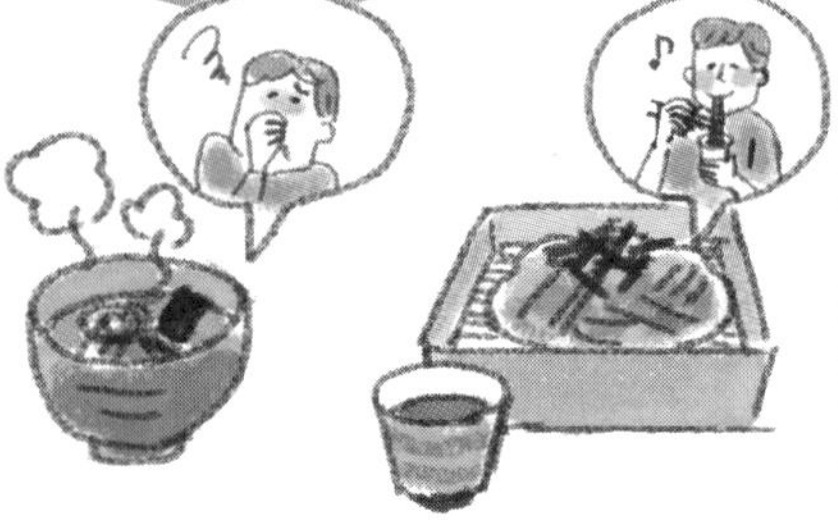

冷たい料理のほうが、においが気にならない。刺身やざるそば、冷しゃぶなどがおすすめ

回復後も膵臓にやさしい食事を心がける

体力が回復して食欲が出てきたら、少しずつ通常の食事に戻していく。ただし、油っこい食事をとり過ぎると膵臓に負担がかかるため注意が必要。消化の悪い海藻やごぼうなどは、細かく切るなどの工夫をする

下痢のとき ▶▶ 乳酸菌飲料をとり入れ、水分補給を

乳酸菌飲料やヨーグルトなど、整腸作用のある食品をとる。水分もこまめに補給する

吐き気で食べられない ▶▶ 調子のよいときに少量ずつ食べる

食事時間にこだわらず食べられるときに好きなものを食べる。１日分を５～６回に分けて食べる

味覚が変わったとき ▶▶ だしや酸味をきかせる

味を感じにくいときは、だしや酸味、スパイスを少しきかせる。苦みを感じるなら汁物を添えて

口内炎が痛い ▶▶ 酸味や辛み、かたいものは避ける

刺激になるものは避け、やわらかい煮物やおかゆ、汁物、ポタージュなどをとり入れる

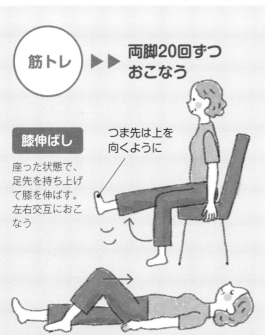

筋トレ ▶▶ 両脚20回ずつおこなう

膝伸ばし

座った状態で、足先を持ち上げて膝を伸ばす。左右交互におこなう

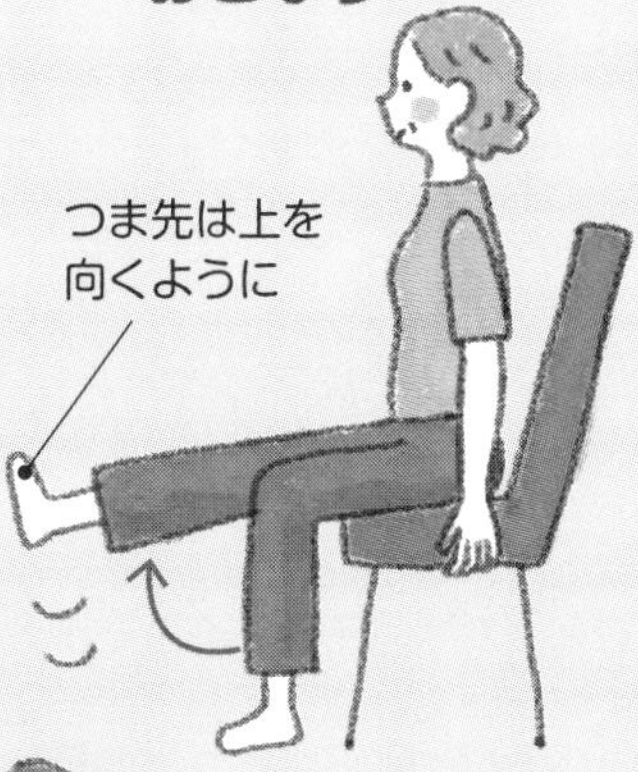

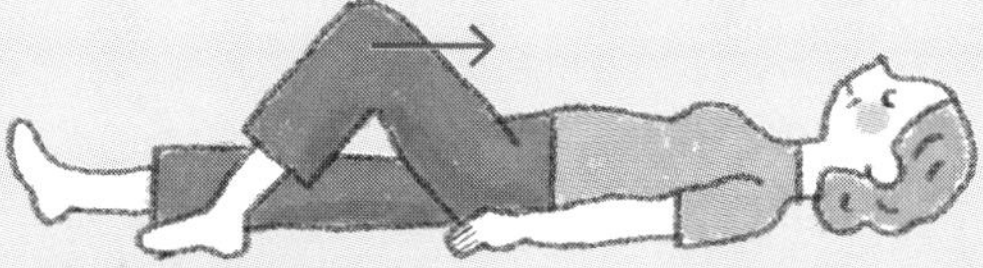

膝立て

あお向けの状態から、太ももを引き寄せて膝を立てる。左右交互におこなう

運動をしないと心肺機能はどんどん衰える

心肺機能や筋力の維持に運動は不可欠。基本的には、医師や専門スタッフの指導のもとでおこないます。

歩く ▼▼ 1日20分以上早足で歩く

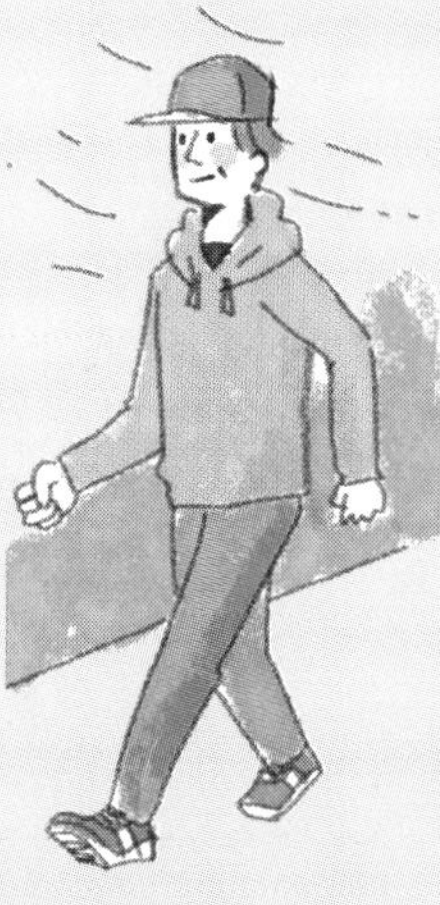

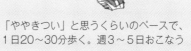

「ややきつい」と思うくらいのペースで、1日20～30分歩く。週3～5日おこなう

5 膵臓がん

自宅での療養生活をサポートする医療

入院医療、外来医療に次ぐ第三の医療として注目されているのが「在宅医療」です。医師や訪問看護師、薬剤師、理学療法士、ホームヘルパーなどが連携して、膵臓がんの患者さんの療養生活をサポートします。

目指すゴールはそれぞれ。本人の意思が尊重される

「住み慣れた自宅で、療養生活を送りたい」という思いから、「在宅医療」を選ぶ人も増えています。在宅医療なら、自分のペースで治療や緩和ケアを受けることができます。また、精神的に安定することで、症状の改善も期待できます。

在宅医療では、訪問診療や訪問看護などの医療的なサポートとともに、訪問介護による生活支援など、さまざまな専門職が連携して支援を進めます。また、家族の協力や心構えも欠かせません。

在宅医療をはじめる場合は、まず担当医に希望を伝えて、訪問診療医や医療ソーシャルワーカーにつないでもらいましょう。

在宅医療を望む人が増えている

在宅医療では、食生活や薬の管理、緊急時の対応など家族がしなければならないことも多く、費用の負担もあるので、事前によく相談することが大切です。

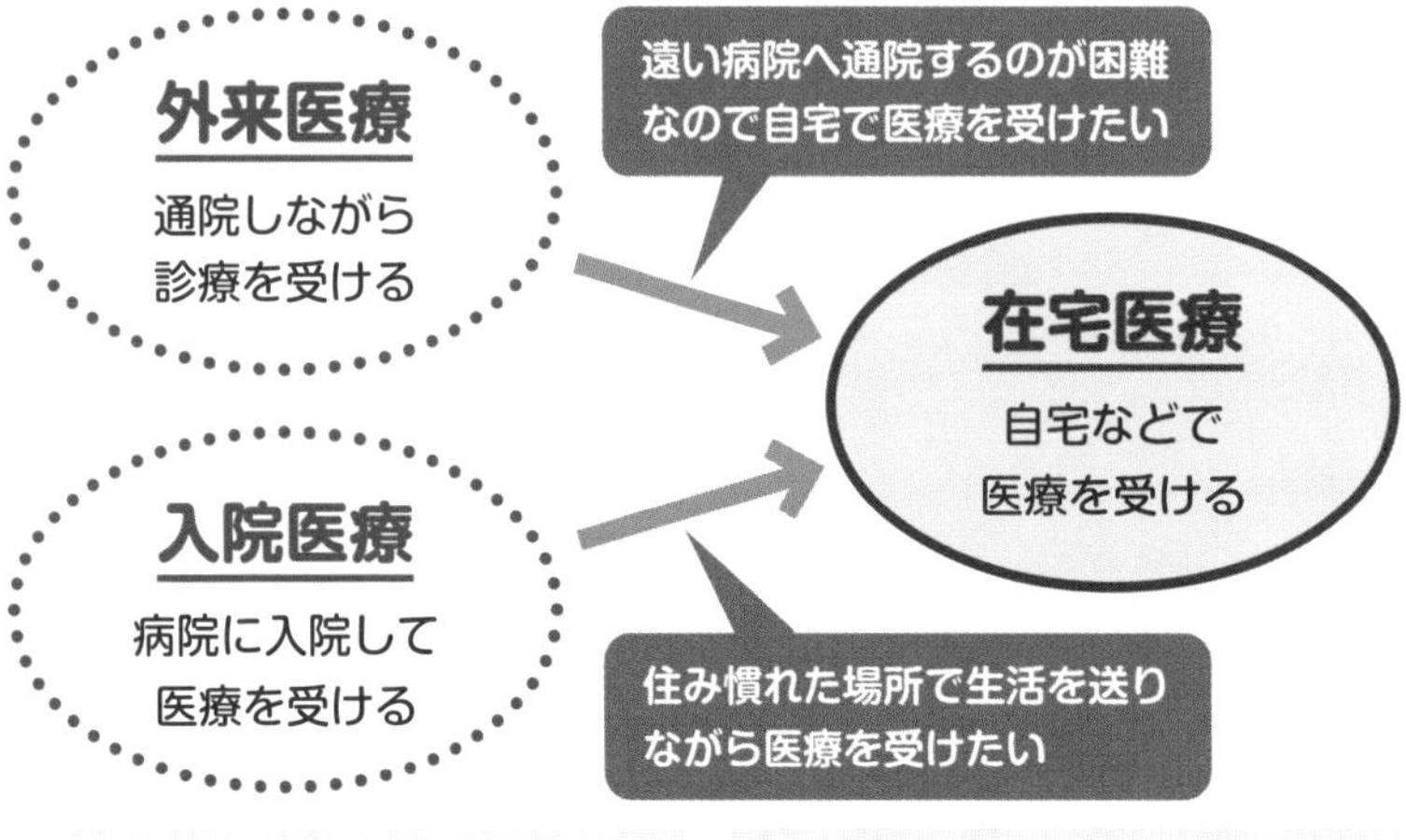

外来医療
通院しながら診療を受ける
遠い病院へ通院するのが困難なので自宅で医療を受けたい
在宅医療
自宅などで医療を受ける
入院医療
病院に入院して医療を受ける
住み慣れた場所で生活を送りながら医療を受けたい

在宅医療についての相談（医療ソーシャルワーカー）

患者や家族の療養生活の相談にのってくれる。地域包括支援センターや病院の相談窓口などで相談する

訪問介護についての相談（ケアマネジャー）

介護サービスの相談にのってくれる。市区町村の介護保険課や地域包括支援センターなどで相談する

自宅近くに医療機関があると心強い

訪問診療を担う医療機関を選ぶときは、相性とともに自宅からの距離も重要です。自宅との距離が近いほど、受けられる医療水準が高くなります。

訪問歯科診療
口腔内の管理や口腔ケアの指導をおこない相談にのってくれる

訪問看護
看護師が定期的に訪問し、健康状態のチェックや医療処置をおこなう。患者さんの状態に応じて、1日数回の訪問や24時間対応している施設もある

訪問診療
診療計画にもとづいて、月に1～2回、医師が自宅を訪れて診療する

往診
緊急時に医師が自宅を訪れて診療する

訪問薬剤師
薬の説明や副作用、使用方法などの相談にのる

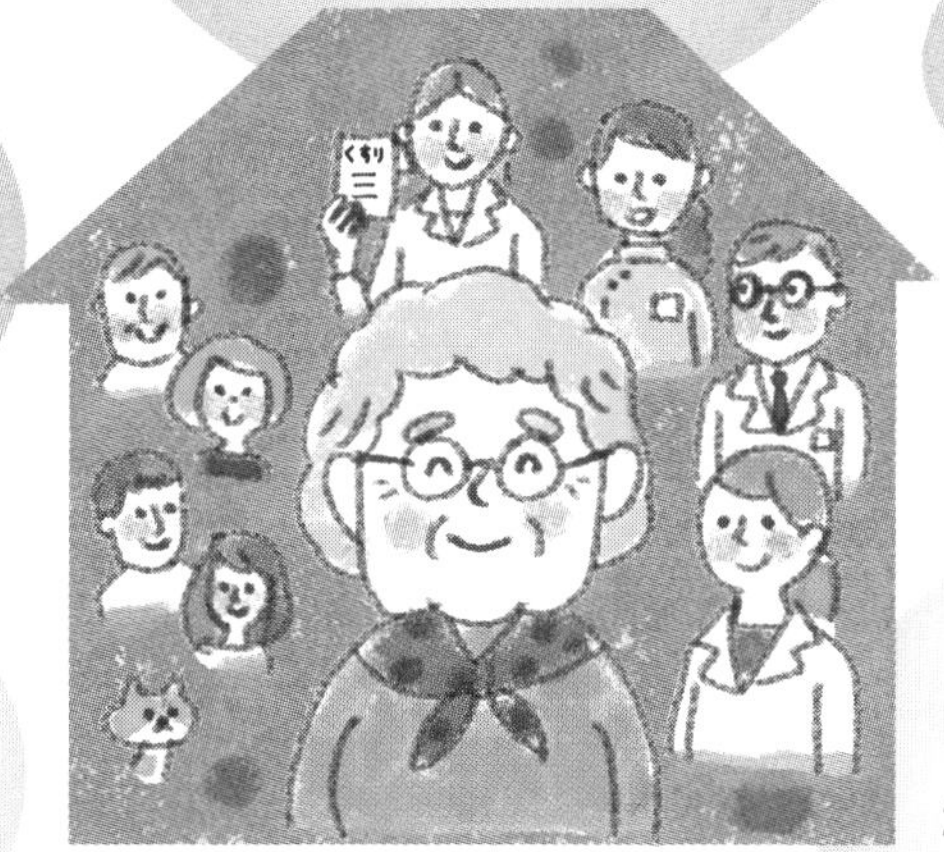

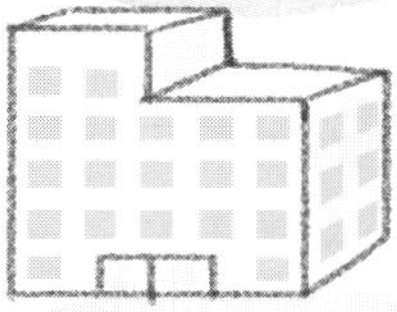

訪問栄養指導
管理栄養士が栄養指導や食事に関する相談に対応

在宅療養支援診療所・病院
24時間態勢で看護師・医師が対応してくれる。病院と連携し、緊急入院の対応も可能

家族の支え
食事や薬の管理、緊急時の対応など。精神的なサポートも重要

訪問介護
ホームヘルパーが介護や生活援助をおこなう。65歳以上の要介護・要支援の認定を受けた人と40～64歳のがん末期患者は介護保険が使える

訪問リハビリテーション
理学療法士などがリハビリを指導。基本動作能力の低下を防ぎ、日常生活の自立を支援

COLUMN

ひとりで悩まずに相談機関を利用しよう

相談窓口では、治療だけでなく、心に抱えている不安など、いろいろな相談にのってくれます。

〈がん情報・相談先〉

国立がん研究センター［がん情報サービス］

https://ganjoho.jp/

国立がん研究センターがん対策情報センターが運営するサイト。「確かな、わかりやすい、役に立つ」情報提供を目指し、さまざまながんの治療や療養生活、がんとお金、医療機関、臨床試験などの情報を公開。がんの電話相談やチャット相談もおこなっている。

■がん電話相談
0570-02-3410／03-6706-7797
受付時間：平日10時～15時（土日祝日、年末年始を除く）

■がんチャット相談
がん情報サービスのサイトからアクセスできる
受付時間：平日12時～15時（土日祝日、年末年始を除く）

日本対がん協会

https://www.jcancer.jp/

がん検診や主要ながんに関する情報を提供。また、がん相談ホットラインや社会保険労務士による、がんと就労の電話相談もおこなっている（社労士による相談は予約制）。

■がん相談ホットライン
03-3541-7830
受付時間：毎日10時～13時／15時～18時（年末年始を除く）

がん相談支援センター

全国のがん診療連携拠点病院や小児がん拠点病院、地域がん診療病院に設置されている、がん相談窓口。がんの治療や療養生活全般、医療機関などについて無料で相談できる。相談内容は本人の同意なしに、他者に知らされることはなく、匿名での相談も可能。がんに詳しい看護師やソーシャルワーカーなどが対応してくれる。がん相談支援センターの所在地は、がん情報サービスのサイト内「相談先・病院を探す」から検索できる。

日本膵臓学会

http://www.suizou.org/

膵臓病の診療基準・ガイドラインが閲覧できる。また、膵臓病の認定指導医や認定施設も検索できる。

日本肝胆膵外科学会

http://www.jshbps.jp/

膵臓病の説明や治療法の解説とともに、高度技能をもつ専門医や修練施設なども検索できる。

健康ライブラリー　イラスト版

膵臓《すいぞう》の病気《びょうき》がわかる本《ほん》

急性膵炎《きゅうせいすいえん》・慢性膵炎《まんせいすいえん》・
膵《すい》のう胞《ほう》・膵臓《すいぞう》がん

2021年11月30日　第1刷発行
2022年 8 月29日　第2刷発行

監　修　糸井隆夫（いとい・たかお）

発行者　鈴木章一

発行所　株式会社講談社
東京都文京区音羽二丁目12-21
郵便番号　112-8001
電話番号　編集　03-5395-3560
販売　03-5395-4415
業務　03-5395-3615

印刷所　凸版印刷株式会社

製本所　株式会社若林製本工場

N.D.C. 493　98p　21cm

©Takao Itoi　2021, Printed in Japan

KODANSHA

定価はカバーに表示してあります。

落丁本・乱丁本は購入書店名を明記のうえ、小社業務宛にお送りください。送料小社負担にてお取り替えいたします。なお、この本についてのお問い合わせは、第一事業局企画部からだとこころ編集宛にお願いいたします。本書のコピー、スキャン、デジタル化等の無断複製は著作権法上での例外を除き禁じられています。本書を代行業者等の第三者に依頼してスキャンやデジタル化することは、たとえ個人や家庭内の利用でも著作権法違反です。本書からの複写を希望される場合は、日本複製権センター（TEL03-6809-1281）にご連絡ください。Ⓡ〈日本複製権センター委託出版物〉

ISBN978-4-06-526022-7

■監修者プロフィール
糸井隆夫（いとい・たかお）

東京医科大学消化器内科学分野主任教授、膵臓・胆道疾患センター長、医学博士。専門は、膵臓がん、胆道がん、胆管結石、乳頭部腫瘍。胆膵疾患のガイドラインの作成や改訂に携わるとともに、手術できない進行膵がんの抗がん剤治療や、壊死性膵炎後の合併症に対する内視鏡を用いた低侵襲治療などでも成果をあげている。主な編著書に、『胆膵内視鏡の診断・治療の基本手技［第３版］』（羊土社）、著書に、『専門のお医者さんが語るＱ＆Ａ 胆のうの病気』（保健同人社）など。

■参考文献

税所宏光監修『健康ライブラリー イラスト版 膵臓の病気 急性膵炎・慢性膵炎・膵臓ガンの治し方』（講談社）
急性膵炎診療ガイドライン2015改訂出版委員会ほか編『急性膵炎診療ガイドライン2015［第４版］』（金原出版）
日本消化器病学会編『慢性膵炎診療ガイドライン2015 改訂第２版』（南江堂）
日本膵臓学会 膵癌診療ガイドライン改訂委員会編『患者・市民・医療者をつなぐ 膵がん診療ガイドライン2019の解説』（金原出版）
日本膵臓学会 膵癌診療ガイドライン改訂委員会編『膵癌診療ガイドライン2019年版』（金原出版）
白鳥敬子監修『よくわかる最新医学 膵臓・胆のう・胆管の病気の最新治療』（主婦の友社）
国立がん研究センター中央病院　肝胆膵内科、肝胆膵外科、他編著『国がん中央病院 がん攻略シリーズ 最先端治療　胆道がん・膵臓がん』（法研）
神澤輝実監修『よくわかるがん治療 膵臓がん・胆道がん』（主婦の友社）
小泉勝著『専門のお医者さんが語るＱ＆Ａ 膵臓の病気 改訂新版』（保健同人社）
横山泉著『名医の図解 最新 肝臓・胆のう・すい臓の病気をよくする生活読本』（主婦と生活社）
日本消化器病学会 難治癌対策委員会編『消化器難治癌シリーズ① 膵癌』（日本消化器病学会）

●編集協力　寺本彩　奥村典子（オフィス201）
●カバーデザイン　東海林かつこ（next door design）
●カバーイラスト　長谷川貴子
●本文デザイン　小山良之
●本文イラスト　植木美江　千田和幸

講談社　健康ライブラリー　イラスト版

腎臓病のことがよくわかる本

群馬大学大学院医学系研究科　医療の質・安全学講座教授
小松康宏　監修

腎臓は知らないうちに弱っていく！　生活習慣の改善から薬物療法の進め方、透析の実際まで徹底解説！

ISBN978-4-06-259806-4

糖尿病は先読みで防ぐ・治す
ドミノでわかる糖尿病の将来

慶應義塾大学医学部腎臓内分泌代謝内科教授
伊藤　裕　監修

糖尿病はドミノ倒しのように病気を起こす。タイプで違う合併症の現れ方と対処法を徹底解説！

ISBN978-4-06-259816-3

肝炎のすべてがわかる本
C型肝炎・B型肝炎・NASHの最新治療

武蔵野赤十字病院院長
泉　並木　監修

治療の最終目標は肝がんの防止！　進行をくいとめる最新の治療法と治療効果を最大限に引き出す生活術！

ISBN978-4-06-259808-8

不整脈・心房細動がわかる本
脈の乱れが気になる人へ

東京慈恵会医科大学循環器内科教授
山根禎一　監修

不整脈には、治療の必要がないものと、放っておくと脳梗塞や心不全になるものがある。不整脈の治し方とつき合い方を徹底解説。

ISBN978-4-06-512942-5

脂質異常症がよくわかる本
コレステロール値・中性脂肪値を改善させる！

帝京大学臨床研究センター　センター長／寺本内科・歯科クリニック内科院長
寺本民生　監修

“薬なし”で数値を改善する食事・運動療法から動脈硬化が進んだ人の原因と対策まで徹底解説！

ISBN978-4-06-259823-1

新版　潰瘍性大腸炎・クローン病がよくわかる本

東京医科歯科大学学術顧問・副学長
渡辺　守　監修

薬物療法が大きく進化！　症状のくり返しを止める、最新の治療法と腸を守る生活術がわかる決定版。

ISBN978-4-06-515096-2

まだ間に合う！　今すぐ始める認知症予防
軽度認知障害（MCI）でくい止める本

東京医科歯科大学特任教授／メモリークリニックお茶の水院長
朝田　隆　監修

脳を刺激する最強の予防法「筋トレ」&「デュアルタスク」。記憶力、注意力に不安を感じたら今すぐ対策開始！

ISBN978-4-06-259788-3

食道がんのすべてがわかる本

恵佑会札幌病院会長
細川正夫　監修

転移・再発が多い食道がん。より確実に治すには？　状態に合わせた最良の治療法を選択するための完全ガイド。

ISBN978-4-06-259794-4